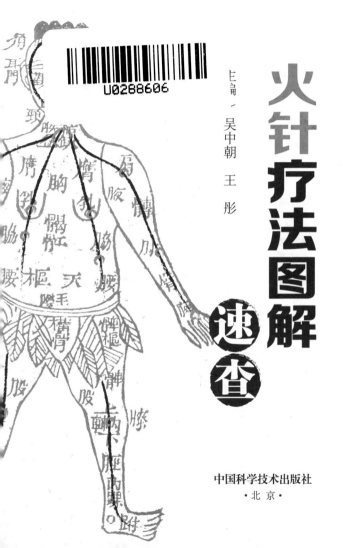

主编 / 吴中朝　王彤

火针疗法图解速查

中国科学技术出版社
·北京·

图书在版编目(CIP)数据

火针疗法图解速查 / 吴中朝,王彤主编. —北京:中国科学技术出版社,2020.7 (2024.6 重印)

ISBN 978-7-5046-8619-0

Ⅰ. ①火… Ⅱ. ①吴… ②王… Ⅲ. ①火针疗法－图解 Ⅳ. ① R245.31-64

中国版本图书馆 CIP 数据核字(2020)第 040144 号

策划编辑	焦健姿　费秀云
责任编辑	焦健姿
装帧设计	华图文轩
责任印制	徐　飞

出　　版	中国科学技术出版社
发　　行	中国科学技术出版社有限公司销售中心
地　　址	北京市海淀区中关村南大街 16 号
邮　　编	100081
发行电话	010-62173865
传　　真	010-62179148
网　　址	http://www.cspbooks.com.cn

开　　本	787mm×1092mm　1/64
字　　数	161 千字
印　　张	5.5
版　　次	2020 年 7 月第 1 版
印　　次	2024 年 6 月第 3 次印刷
印　　刷	河北环京美印刷有限公司
书　　号	ISBN 978-7-5046-8619-0/R·2511
定　　价	45.00 元

编著者名单

主　编　吴中朝　王　彤

副主编　王　雁

编　者　李荣俊　司晓华　刘　璇　吴　鹏

　　　　　王　佳　薛媛媛　周　宇　刘　春

　　　　　曹振明

编者按：书中收录疾病取穴众多，对于不同疾病中重复出现的穴位，将以"穴位＋页码"的形式标注，如"百会（P201）"，即百会穴可参考第201页。另外，根据疾病与取穴对应性的不同需要，有部分疾病未展示与该病相关的穴位，有部分穴位在多种疾病中展示。被多次展示的穴位，在重复出现时可参考第一次展示的页码。

前　言

　　针灸作为传统中医学的重要组成部分，数千年来为保障中华民族的健康发挥着极其重要的作用。随着时代的发展，世界各国的交流联系更为密切，针灸也逐渐传播到其他国家，凭借其"简、便、廉、效"的优势，受到越来越多国家和地区的青睐，成为世界医学体系中不可缺少的一部分。针灸成功申请非物质文化遗产，正是其得到世界认可的有力证明。

　　火针疗法古称"燔针""焠刺"等，是将特制的针具经加热烧红消毒后，采用一定的手法，刺入身体的特定腧穴或部位，从而祛除疾病的一种针刺方法。作为针灸疗法的一种，它起源于冶炼技术成熟之后，我国古代医家结合针刺、艾灸、火法等温通疗法的特点，创造性地发明了此法。历代医家对此各有发挥，形成了各具特色的流派，使其理论体系逐渐完善。

　　火针疗法不仅具有针灸"简、便、廉、效"的优势，而且具有扶正助阳、温通经络、祛风除湿、活血化瘀、软坚散结、消肿止痛、去腐排脓、生肌敛疮、祛邪引热、泻火解毒等确切功效。历经数千年的发展与积淀，火针疗法已形成鲜明的特色，被广泛应用于骨科、内科、外科、妇科、儿科、皮肤科、五官科等疾病中，并发挥重要作用。为此，我们有必要不断总结火针疗法的经验，将这一古老而又独特的针灸疗法发扬光大，造福广大患者。

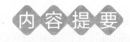

内容提要

　　火针疗法是以火烧红的针尖迅速刺入穴位来治疗疾病的一种方法。早在《灵枢》《伤寒论》《备急千金要方》《针灸大成》等诸多经典中医文献中即有记载，在临床也多有运用，并具有良好的疗效。本书系统讲解了火针疗法的针具、操作方法和技巧、适用治疗的常见病症等，书末还附有古代医家论述火针疗法的语录摘编，帮助读者系统认识火针疗法，并迅速掌握、运用。本书作为"中医速查宝典系列"丛书之一，是其他针灸疗法的很好补充，适合针灸爱好者、相关疾病拟采用火针治疗者、中医爱好者阅读参考。

目　录

上篇　火针概述

下篇　常见病治疗

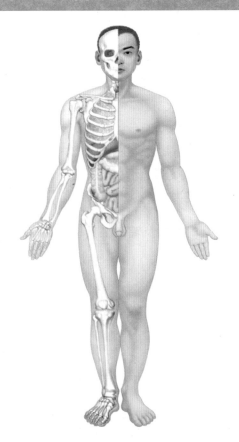

01 什么是火针

1. 什么是火针

火针须经过高温烧灼后方可使用，因此制作选材非常重要。这种火针耐高温性能强，熔点在 2000℃以上，使用时，以烧至针体白而发亮为度，此时可达 800℃左右，且有韧性，正因其具有耐高温、硬度强、不易退火、不易变形、不易折、经久耐用等特点，满足了火针疗法的要求。

2. 火针的结构及辅助工具

火针由针尖、针身、针根、针柄、针尾五部分组成。

（1）针尖

即针的尖端部分。火针的针尖以尖而不锐、稍圆钝为佳。

（2）针身

即针尖与针柄之间的部分，是针具的主体。火针的针身应挺直而坚硬，为了减少痛苦，便于针孔恢复，针身还应有弹性、表面光滑，以使出针顺畅。

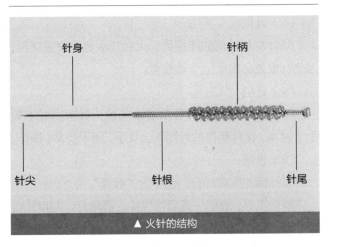

▲ 火针的结构

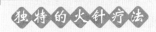

◆ 火针的称谓
  火针古称为"燔针""大针""白针""焠针"等，又有"焠刺""烧针""煨针"等称谓。

◆ 火针的作用
  火针结合了针刺和火疗的双重功效，对风、寒、湿、痹等具有独特的治疗作用。火针疗法的治病机制在于借"火"之力刺激穴位或局部，具有温经散寒、祛风化湿、活血通络、扶正祛邪、以热引热、行气散毒等作用。

（3）针根

即针身与针柄的连接处。火针疗法要求快进快出，因此针根处必须保证非常结实。

（4）针柄

即手持针处。火针针柄要求隔热，针柄一般不短于 4 厘米，这样制作的针柄不会烫手，便于持拿、操作。

（5）针尾

即针柄的末端部分，也称为"针顶"。

辅助工具：酒精灯或酒精棉棒。酒精灯，即市售内装 95% 乙醇溶液的一种灯具。酒精棉棒由医用脱脂棉、医用聚丙烯树脂胶管或竹木棒和乙醇溶液组成。临床实践证明，后者使用起来更加便捷。

3. 火针的分类

火针多用于点刺，针形类似毫针，按直径大小分为细、中粗、粗三种。

（1）细火针

系直径为 0.5 毫米的火针，主要用于面部及肌肉较薄的部位，儿童、老年人、体质虚弱及较畏针的患者，可选用细火针。使用这种火针可避免结痂，疼

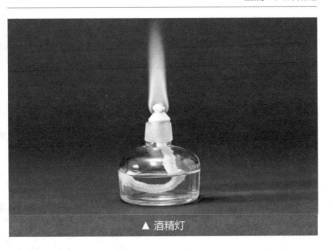

▲ 酒精灯

独特的火针疗法

◆ 省时

火针操作要求快进快出，一般不留针。对于一些特殊病证，即使留针，也在 5 分钟之内。因此火针这种治疗时间短、治疗次数少、每次治疗的间隔时间较长的特点，更适合现代人快节奏的生活。

◆ 作用强、刺激大

火针较一般的毫针稍粗，力度强，尤其是在加热、烧红之后，借助火热的力量，则刺激更强，治疗效果更显著。

痛较轻。

（2）中粗火针

系直径为 0.8 毫米的火针。应用广泛，四肢、躯干部位，压痛点、病灶周围都可以使用。

（3）粗火针

系直径为 1.1 毫米以上的火针。主要用于病灶部分，如窦道、痈疽、臁疮、各种结节、皮肤肿瘤等。

除以上所述的尖头火针外，还有平头火针，即针头平而圆的火针，主要用于治疗赘肉、皮赘等，以灼烙浅表组织为特点；三棱火针，具有火针、三棱针的双重特点，针尖利如锋，主要用于外痔及高凸的疣、瘤等，有切割灼烙的作用。

除了这些单柄单针外，还有多头火针，现以三头火针较为多见。三头火针属师怀堂新九针之一，构造特点为三根中粗火针缠制成一体，针长约 9 厘米，针尖呈松针形。多头并进，刺面较大，可省去普通火针反复点刺的烦琐。多用于体表湿疹、顽癣、痣、疣、皮肤斑点、黏膜溃疡等，具有点烙和剥离的作用。

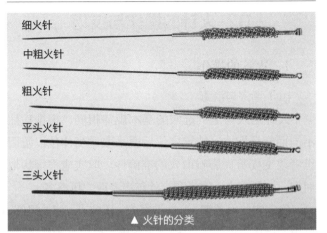

细火针

中粗火针

粗火针

平头火针

三头火针

▲ 火针的分类

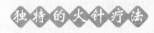

◆ 即时效应好

正是因为火针借助了火热的力量，不仅有针刺的作用，还结合了火疗法，因此温阳、止痛的即时效果显著，可以获得针到病除的效果。

◆ 顽症及疑难杂症方面

对于一些比较顽固的病证及一些疑难病证，一般治疗无效或效果不好的，可以借助火针这种作用强、刺激大的疗法进行治疗。

02 火针的操作与技巧

1. 火针的操作

（1）选穴与消毒

火针选穴与毫针选穴的基本规律相同，根据病症不同而辨证取穴。选定穴位后要采取适当体位以防因患者改变姿势而影响取穴的准确性。取穴应根据病情而定，一般宜少，实证和青壮年患者取穴可略多。

确定穴位很关键，一般选经穴、压痛点、病灶局部，可用拇指掐"十"字，以确保火针施术时更准确地进针。因火针创伤较毫针大，所以消毒也应更加严格。

一般常先用碘酒消毒，后用 75% 酒精棉球脱碘，以防感染。也可选用安尔碘皮肤消毒剂棉球消毒。

（2）烧针

烧针是使用火针的关键步骤，《针灸大成·火针》中记载"灯上烧,令通红,用方有功。若不红,不能去病,反损于人"。因此，在使用前必须把针烧红，才能施用。

可用酒精灯直接烧针，也可以用点燃酒精棉球烧针，待火针针身烧红后，即行火针针刺。

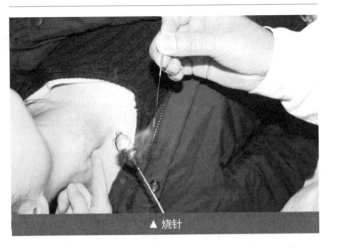

▲ 烧针

独特的火针疗法

◆ 火针在骨伤科的应用

颈椎病、肩周炎、肱骨外上髁炎、腰背肌筋膜炎、强直性脊柱炎、痛风性关节炎、类风湿关节炎、急性腰扭伤、陈旧性踝关节扭伤、跟后滑囊炎等，对于一些骨、关节、滑膜、软组织等的病损均有良好效果。

◆ 火针在五官科疾病的应用

慢性咽炎、口腔溃疡、睑腺炎（麦粒肿）、牙痛、鼻息肉、过敏性鼻炎等。

（3）针刺与深度

针刺时，用烧红的针具迅速刺入选定的穴位内，即迅速出针。关于针刺深度，《针灸大成·火针》中记载：刺针"切忌太深，恐伤经络，太浅不能去病，惟消息取中耳"。火针针刺的深度要根据病情、体质、年龄和针刺部位的肌肉厚薄、血管深浅而定。一般四肢、腰腹针刺稍深，可刺 2～5 分深，胸背部穴位针刺宜浅，可刺 1～2 分深，夹脊穴可刺 3～5 分深。

（4）持针方法

手指实：施力手指必须确实、稳固、力道适中地夹持住针柄，用力过大则易折针；用力过小，则针易脱落。

手心虚：手掌心放松，应当能灵活运针。

火针的持针方法当指实掌虚，如握笔姿势，操作时腕部需灵活有力，收放自如。

（5）针刺角度

火针针刺以直刺为主，斜刺为辅。

2. 火针操作的技巧——红、准、快

所谓"红"，即操作时，应趁针身烧至通红时，迅速刺入所取穴位。通红的针体刺激最强，疗效最好，且

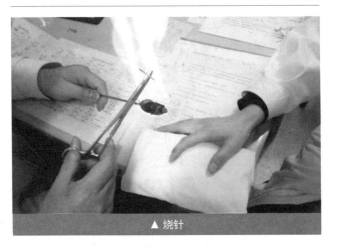

▲ 烧针

独特的火针疗法

◆ 火针在外科、皮肤科疾病的应用
乳腺炎、腱鞘炎、脉管炎、体表脓肿、下肢静脉曲张、炎性外痔、鸡眼以及一些术后伤口不愈合等疾病。尤其对一些湿疹、黄褐斑、痤疮、银屑病、带状疱疹等皮肤科顽症、疑难病症均有良好效果。

◆ 火针在儿科疾病的应用
小儿遗尿、小儿麻痹、脐息肉等多种儿科疾病，均属火针疗法的优势病种。

此时的针体具有较强的穿透力，阻力小，能缩短进针的时间，减轻病人痛苦。因此，烧针的火源也应尽量靠近施术部位，这样可以减少针具在火源与施术部位之间移动时散失的热量。

所谓"准"，即进针要稳而准，这是治疗的关键。因火针进针迅速，进针后不能再变动。要取得良好的效果，必须取准穴位，准确进针。

所谓"快"，即操作时，快速进针、快速出针。动作快，可减轻患者痛苦，因此，医生平时必须练好基本功，使指力、腕力，再加上全身力气，共同作用于针端，提高进针、出针的速度，从而减轻患者因针刺所受的痛苦。

3. 针刺方法

火针的针刺方法可分为点刺法、散刺法、密刺法、围刺法及火针刺络法等。

（1）点刺法

即将针具烧红后迅速刺入所选部位，是最常用的火针针刺方法。本法针刺较为轻浅，根据临床症状与辨证归经，在经络上选择一定的穴位，或在病灶部位

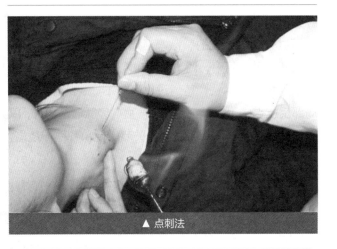

▲ 点刺法

独特的火针疗法

◆ 火针在内科疾病的应用
　　风寒咳嗽、风寒头痛、胃脘痛、胃下垂、哮喘、支气管炎、肺气肿、顽固性面瘫、末梢神经炎、泄泻、痢疾、水肿、肠炎呃逆、胁肋疼痛、失眠、眩晕、偏头痛等。

◆ 火针在男科、妇科疾病的应用
　　男性阳痿、遗精、前列腺炎、不育症等，以及女性痛经、月经不调、卵巢囊肿、围绝经期综合征等。

寻找最明显的压痛点，施以火针。前者称为经穴刺法，可通过火针对经穴的刺激来温通经脉，行气活血，扶正祛邪，平衡阴阳，调节脏腑功能，适用于内科疾病。后者称为痛点刺法，可通过对经气不通、气血阻滞的局部反应点施用火针，使局部气血、经脉通畅运行，以缓解疼痛，主要适用于肌肉、关节病变和各种神经痛，进针深度较经穴刺法稍深。

（2）散刺法

即用火针疏散地刺入病灶部位的一种刺法。一般每针相隔1.5厘米左右，应选择细火针，以较轻浅刺激为宜。本法可疏通局部气血，使经络畅通，起到缓解麻木、止痒、止痉、止痛的作用。主要适用于麻木、瘙痒、痉挛、疼痛等病症。

（3）密刺法

即用火针密集地刺激病灶局部的一种刺法。针刺密集程度取决于病情的轻重，一般每针相隔1厘米左右，病情重则用针可稍密，病情轻则可稍疏。针刺深浅以针尖透过皮肤病变组织，刚接触到正常组织为度。同时根据病损部位的皮肤厚薄来选择针具，如果病损部位的皮肤厚而硬，则选用粗火针，反之，则选中粗

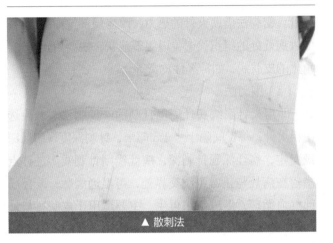

▲ 散刺法

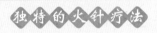
独特的火针疗法

◆ 身体不适不宜用火针

精神过于紧张、过饥、过饱、过劳及易晕血者，以及大醉之人都应禁用火针，以防止出现晕针等不适症状。古人有"大醉之后，不可行针"的暗示，因此，只有待不适症状缓解后才可进行治疗。

◆ 询问既往史

患有糖尿病的人应禁用火针，因其针孔不易愈合，容易造成感染。血液病患者（白血病、紫癜及有出血不易止者）禁用此法。

火针。密刺法借助火针的热力，改变局部气血的运行，促进病灶处的组织代谢，以缓解症状，主要用于增生、角化的皮肤病，如神经性皮炎等。

（4）围刺法

即用火针围绕病灶周围针刺的一种刺法。一般选中粗火针，每针间隔 1 ~ 1.5 厘米，针刺深度视病灶深浅而定，病灶深则针刺深，病灶浅则针刺浅。进针点多落在病灶与正常组织交界处，可温通经脉，改善局部气血循环，促进组织再生。主要适用于皮肤科与外科的一些疾病。

（5）火针刺络法

即用火针刺入人体一定部位的血络，放出适量血液的一种刺法。临床上常用来治疗静脉曲张、丹毒等疾病。

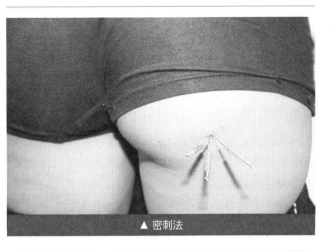

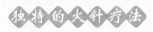

▲ 密刺法

独特的火针疗法

◆ 发热的病症不宜用火针

夏季之时，火针治疗后，因针孔保护不利，易变生他证，因而提出夏季"切忌妄行火针于两脚内及足"。本法适宜风、寒、湿证，对于热性病变需慎用此法。

◆ 特定身体部位不宜用火针

对于血管和主要神经分布部位亦不宜施用火针。人体的有些部位，如大血管、内脏以及主要的器官处，应禁用火针。

03 火针应用注意事项

火针疗法无毒副作用,安全性好,但是创伤性稍大,故在实际操作中需要掌握相关注意事项。

其一,火针施术完毕后的正常反应为针后当日针孔可能发红,或针孔有小红点高出皮肤,甚或有些患者出现瘙痒。针孔是轻度的小烧伤,数日后可自行消失,不需要任何治疗。

其二,当针孔瘙痒时,不要搔抓,否则红点范围可能扩大。同时应防止感染,否则影响下一次火针治疗。

其三,火针治疗后当日最好不要洗澡;针刺后,局部呈现红晕或红肿未能完全消失时,也应避免洗浴,以防感染。

其四,针孔处理方法。如果针刺 1 ~ 3 分深,可不作特殊处理。若针刺 4 ~ 5 分深,针刺后用消毒纱布贴敷,用胶布固定 1 ~ 2 日,以防感染。

其五,火针刺后一般不会感染化脓,倘若感染化脓也不必惊慌,合理清创,即可在短期内痊愈。

此外,在火针治疗期间应忌房事,忌食生冷食物,从而顾护机体元气。

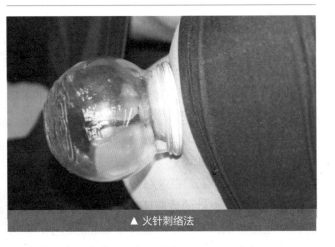

▲ 火针刺络法

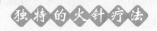

◆ 面部应用火针需慎重

古人认为，面部禁用火针。《针灸大成·火针》记载："人身诸处，皆可行火针，唯面上忌之。"因火针刺后，有可能遗留有小瘢痕，古人认为面部应禁用。临床除治疗面部痣和扁平疣外，一般面部不用火针。

◆ 面部禁用火针不是绝对的

如果在操作时选用细火针浅刺，则不仅可以治疗疾病，而且不会出现瘢痕。

04 火针的治疗机制

在火针疗法的研究方面，师氏"新火针"采用金属钨制作的细火针，其刺法有深速刺、深留刺、浅点刺、慢烙刺、速烙刺，对火针的创新和发展起了重要的作用。

在对火针治疗范围的研究方面，据有关文献资料统计，外科文献报道最多，其次为内科及皮肤科疾病，且多为常见病；肿瘤、神经疾病、心血管病方面的报道较少。近几年来火针的适应证也有扩充，已经突破了传统的主治范围，可用于一些疑难杂症的治疗，如火针对乳腺纤维瘤、更年期综合征、外阴白斑、慢性结肠炎等疾病均有较显著的疗效。

在火针治疗机制研究方面，近年来在火针治疗类风湿关节炎、哮喘等疾病方面，对火针的抗炎机制研究较多。现代临床研究认为以火针直接刺激病灶及反射点，能迅速消除或改善局部组织水肿、充血、渗出、粘连、钙化、挛缩、缺血等病理变化，从而加快循环、代谢，使受损组织和神经重新修复。火针携高温直达病所，针体周围微小范围内病变组织被灼至炭化，粘连板滞的组织得到疏通松解，局部血液循环状态随之改善。

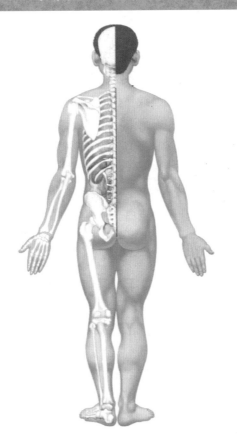

01 颈椎病

颈椎病是指颈椎椎间盘组织退行性改变及其继发病理改变累及周围组织结构（神经、脊髓、椎动脉、交感神经等）所致的一系列症状和体征。中医学认为此病是由感受外邪、跌仆损伤、动作失度等因素使颈部经络气血运行不畅所致。

［取穴］阿是穴（颈项部及上肢部压痛点）及颈夹脊穴。

［操作］寻按压痛点，并做标记。常规消毒相应穴位，将针尖、针体烧至白亮，用烧红的针体迅速刺入穴位，深度为 3～5 分，并快速拔出，出针后用消毒干棉球重压针眼片刻。隔日治疗 1 次，10 次为 1 个疗程。

［释义］中医学认为颈椎病的病机为经脉痹阻，治当活血通经。火针利用其温热作用，刺激颈肩部穴位，激发经气，调节脏腑，起到温经散寒、活血通络、强筋壮骨的作用。现代研究表明，火针直接针刺病位，能迅速消除或改善局部组织水肿、充血、渗出、粘连、钙化、挛缩、缺血等病理变化，从而加快循环、促进代谢，使受损组织和神经功能恢复。

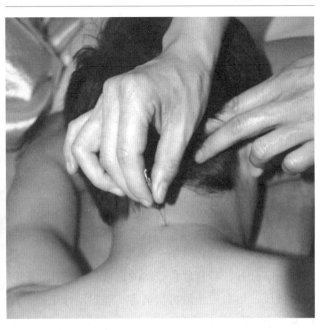

① 治疗后 5 日内不宜沾水，以防感染，禁食鱼腥、生冷；
② 治疗期间适当休息，避免过劳、受寒，睡眠时枕头高
低要适当；③ 注意有意识地做颈项的俯仰、旋转动作；
④ 患有心、肝、肾等严重器质性疾病者慎用。

02 强直性脊柱炎

强直性脊柱炎是一种主要侵袭中轴关节，以骶髂关节炎和脊柱强直为主要特点的风湿免疫性疾病，主要临床表现为腰背僵硬或疼痛，甚至脊柱强直、畸形，属中医学的"痹证""大偻""骨痹""龟背"等范畴。

[取穴] 华佗夹脊穴、阿是穴、颈夹脊穴、背腰部的膀胱经穴和督脉经穴。

[操作] 找准穴位，做好标记，局部严格消毒，将火针烧红至白亮，快速点刺，疾进疾出，不留针，每穴点刺 3～5 针，深 0.3～1 寸，点刺后用消毒干棉球按压 3 分钟，若有颜色较暗的血液自然流出，则可先不按压，出血自止后再次消毒。隔日治疗 1 次，10 次为 1 个疗程。

[释义] 中医学认为强直性脊柱炎主要是由于风、寒、湿邪乘虚侵袭流注经络而致，治当温经散寒，除湿止痛。火针刺激夹脊穴、背部阿是穴、膀胱经穴和督脉经穴可增强人体的阳气，激发经气，调节脏腑功能，使寒湿去，郁结散，经络通，气血行而起到较好的疗效。

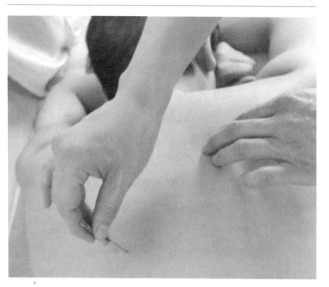

① 治疗期间患者应注意适当锻炼，坚持脊柱、胸廓、髋关节活动，但要避免剧烈运动；② 治疗 3 日内针刺部位不能沾水，以防感染；③ 有凝血障碍或严重心、肝、肾疾病的患者禁用或慎用此法；④ 取穴时，一般先取阿是穴与膀胱经穴，然后取夹脊穴，最后取督脉穴，一般每次选穴不多于 10 个。

03 毛囊炎

毛囊炎是由金黄色葡萄球菌感染毛囊引起的炎症，主要发生于未成年人、免疫力低下和糖尿病患者。毛囊炎初起为红色充实性丘疹，以后迅速发展成丘疹性脓疱，继而干燥、结痂，痂脱不留痕迹。

[取穴] 炎症局部取穴。

[操作] 术者手持针柄，将针烧红后迅速刺入脓腔中。对脓肿小、部位浅者，速进速出；对脓肿大、部位深者，可连刺 2 ~ 3 针，拔出针后加拔罐吸脓，脓肿小而不能拔火罐者就把一次性的 5 毫升或 10 毫升注射器头部割掉，将注射器栓倒过来，用抽吸的办法把脓吸出。拔罐时间为脓流止，即取下。

[释义] 中医学认为脓肿的形成是邪正相搏，热胜肉腐蒸酿的结果，是由气血所化生的，火针功善温通，通可祛壅，壅去脓除，则火热自消。因此，火针可排脓泄热，加之拔罐的促通作用，从而达到祛腐生新而痊愈的目的。

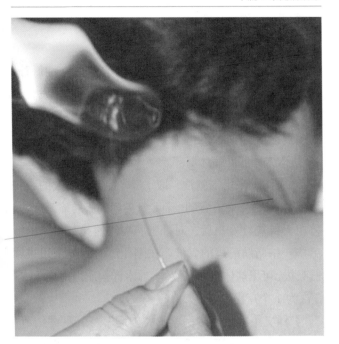

① 毛囊炎治疗要注意饮食，不要吃辛辣刺激性食物，不能喝酒；② 不可用手搔抓患处，以防继发感染；③ 待症状完全消失以后，宜巩固 1 个疗程。

04 多发性脂肪瘤

脂肪瘤是由成熟脂肪细胞组成的常见良性肿瘤，可发生于全身各部位，以皮下为多见，可以单发，也可以多发。肿物较小的可发生数十个甚至数百个，称为多发性脂肪瘤。

［取穴］脂肪瘤体局部。

［操作］采用围刺法，取 1.5 寸针，在较大的脂肪瘤上、下、左、右方各刺一针，针尖朝向脂肪瘤基底部。将粗火针烧红发白后，对准脂肪瘤快速扎数针，出针后挤一挤脂肪瘤里的囊液。在刚扎过的瘤体上用拔罐器吸拔，可见瘤体里面有液体、血水样物质。每周 1 次，5 次为 1 个疗程。

［释义］本病属中医学的"肉瘤""痰凝""结节"等范畴，成因在于肝旺脾弱，健运失司，痰湿内生，以致气血凝滞，积久成形，发为肉瘤。痰郁互结，随气机升降，无处不到。故临证中，应按气滞血瘀、痰结湿聚、脏腑失调、气血亏虚等病机处治本病。

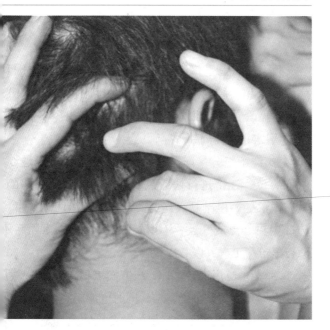

① 调情志，畅气机，少食肥甘厚腻；② 应注意避免过劳，保持心情愉快，睡眠充足；③ 生活规律，饮食清淡，多食新鲜蔬菜和水果；④ 严格限制肥甘厚味，戒烟酒；⑤ 直径小于 1 厘米的脂肪瘤不需要特别治疗。

05 顽固性口疮

顽固性口疮是口腔黏膜的常见病和多发病，因其病因复杂和口腔内的特殊环境，治疗比较困难，在短期内明显改变临床症状、缓解疼痛的方法并不多。

［取穴］溃疡局部。

［操作］充分暴露溃疡面，将中粗火针烧至通红，对准患位、逐个进行快速点刺。点刺溃疡中央凹陷呈灰白色处，以刚刺入溃疡面内为度，溃疡面大者可选择中央2点或3点，不留针。每周1次，1周后不愈者再治疗1次，以2次为限。

［释义］应用火针治疗，一方面点刺局部使溃烂组织尽快坏死、促使创面清洁，同时也能起到消炎作用，另一方面主要通过火针点刺，激发机体尤其是局部组织细胞的防御功能，提高吞噬细胞的吞噬功能，增强免疫调节能力，并可改善循环、促进代谢产物排泄，从而起到促使溃疡尽早愈合及抵抗复发的作用。

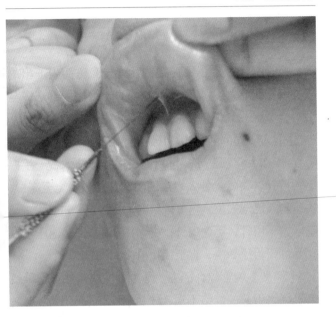

①嘱患者忌食辛辣等刺激性食物及烟酒，并于每次餐后以淡盐水漱口；如果需第2次治疗，尽量避开上次点刺的位置；②及早发现，及早治疗；③针后清淡饮食，禁止擦洗针孔以防感染；④有心、肝、肾等脏腑严重疾病的患者要慎用此法。

06 腕管综合征

腕管综合征是正中神经在腕管内受压而表现出的以神经支配区域疼痛和麻木为主的一组症候群。多与手指、手腕关节长期、密集、反复和过度活动有关。

[取穴] 局部阿是穴。环腕部寻按明显痛点。

[操作] 常规消毒，选用中粗火针，施术者一手握笔式持针，将针尖伸入点燃的酒精灯外焰中烧至亮白，快速刺入已选穴位，角度依解剖位置而定，进针2~3毫米，不留针，迅速出针；另一手持消毒棉球速压于针孔。每周治疗2次，直至症状消失。

[释义] 腕管综合征主要是由急性或慢性损伤导致瘀阻经络引起的经络不通，气血阻滞，故可出现疼痛；气血运行受阻，筋肉肌肤失于濡养，可出现麻木。治当舒筋活络，活血化瘀。火针针刺阿是穴可以温通经络、活血止痛；可以温煦肢体，鼓舞气血运行，使筋肌得养而麻除。

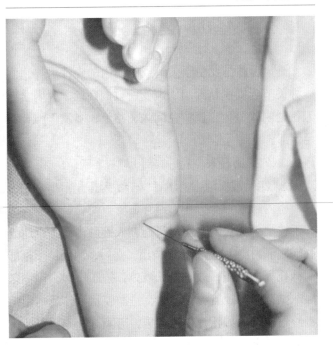

① 治疗期间腕部要注意休息，不可过度运动；② 治疗当日针孔切不可沾水；③ 治疗期间忌食生冷及辛辣；④ 有心、肝、肾等脏腑严重疾病的患者要慎用此法。

07 腱鞘囊肿

腱鞘囊肿是发生于关节或腱鞘内的囊性肿物，为一种关节囊周围结缔组织退变所致的病症。囊内含有无色透明或橙色、淡黄色的浓稠黏液，多发于腕背和足背部。

［取穴］阿是穴（囊肿局部）。

［操作］常规消毒，术者以一手拇指和示指挤住囊肿，将内容物推至一边，避开血管，使囊肿突起。另一手持火针加热至白亮时迅速刺入囊肿内部（以达囊肿基底部为度），随即迅速拔出。然后，两手持干棉球在针孔周围挤压，放出胶状液体，挤压干净，用酒精棉球拭净消毒。若囊肿较大，挤净胶状液体后需用消毒纱布包扎。如治疗 1 次未愈，可隔 3 ～ 5 日再行火针治疗 1 次。

［释义］腱鞘囊肿，中医学又称"筋结""筋瘤"，多由于患部关节过度活动、反复持重、经久站立等，劳伤经筋，以致气津运行不畅，凝滞筋脉而成。《针灸聚英》中指出"凡瘤块结积之病，甚宜火针"。火针具有消癥散结、温通经络、祛腐生肌的作用。

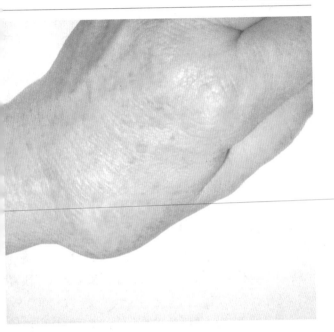

① 灼刺是要对准治疗部位，避免伤及周围正常组织；
② 灼刺时要掌握好深度，根据囊肿大小每平方厘米可散刺 2～4 针；③ 疗后 2 日内针刺部位不能沾水，以防感染；④ 术后包扎时要适当加压，否则易引起局部皮肤增厚。

08 肌肤麻木

肌肤麻木，中医学亦称"皮痹""肌痹"，指肌肤出现局限性界线分明的片状、条索状知觉障碍；西医学称之为皮神经炎、皮神经感觉异常。中医学认为此病由饮食起居不当损伤脾阳，使湿由内生；或患者久病失养、七情内伤而使气血瘀滞；或跌打损伤经脉、肌肉；或外邪侵袭，正邪相搏，阻滞于半表半里、营卫之间，使气血不能正常运行、濡养肌肤而发为本病。

［取穴］股外侧部取腰$_1$至腰$_5$段督脉、夹脊及患部；面部取风府至颈$_7$段督脉、夹脊、患部；腹部取胸$_{10}$至腰$_2$段督脉、夹脊、患部；会阴部取腰$_3$至骶部段督脉、夹脊、会阴穴。

［操作］患者取侧卧位或俯卧位，首先在相应部位（面部、会阴部除外）拔火罐，留罐10分钟后起罐。治疗部位常规消毒后，术者将火针或师氏平头火针针头部烧至红里透白发亮，迅速点刺督脉、夹脊、患部。顺序为健侧夹脊由上向下、督脉由下向上、患侧夹脊由上向下，患部由麻木周边向中心点刺。要求督脉、夹脊两点间隔约1厘米，患部两点间隔约2厘米，火

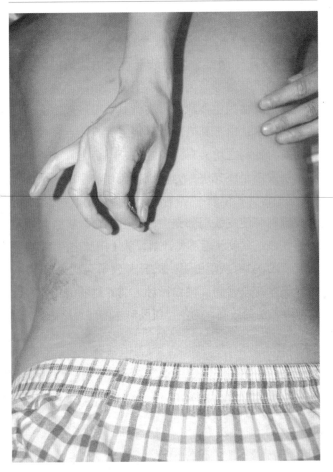

针点刺深度约 0.5 毫米。点刺后再次用碘伏常规消毒。每隔 3 日治疗 1 次，6 次为 1 个疗程。

[释义] 中医学认为肌肤麻木是由诸如内湿、痰瘀、外感风寒湿等原因造成营卫气血瘀滞而成，治以温通营卫气血为主要原则。火针具有温经散寒、通经活络的作用，由于其借助针具烧红后趁热点刺相应部位，既有针刺之功又有温灸之效，不会因针或灸单一施术引发不足或亢进，为传统针灸疗法中的"圣法"。《灵枢·官针》记载："焠刺者，刺燔针则取痹也。"配合拔罐则可使皮肤局部充血，使毛细血管扩张来调整局部气血，宣散邪阻。火针刺督脉（阳脉之海）、夹脊相应节段，具有从阳引阴、振奋阳气、养营固卫的作用，患部施术有改善局部气血循环、濡养肌肤的功效。标本兼顾，法简效高，为治疗肌肤麻木的理想疗法。

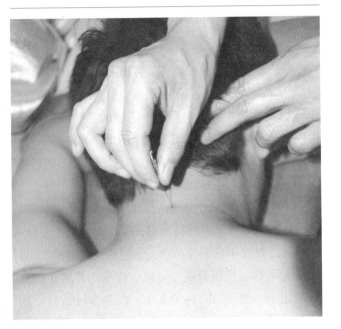

① 针刺部位严格消毒，保护好疮面，切勿沾水或抓挠；
② 严格把握点刺深度，切忌针刺过深；③ 有凝血障碍
的病人慎用；④嘱患者施火针治疗期间，停止其他治疗
方法。

09 背肌筋膜炎

背肌筋膜炎是由于外伤、劳损或外感风寒等原因引起人体肩背组织、筋膜、肌膜、肌腱、韧带的一种非特异炎性病变。本病属于中医学的"痹证"范畴，中医学认为本病多因外伤后治疗不当，劳伤虚损或外感风寒湿邪等原因，使气血壅滞，经脉受阻，不通则痛。

［取穴］阿是穴（压痛点、条索状物及结节处）。

［操作］暴露治疗部位，寻找压痛点、条索状物及结节处，做好标记并严格消毒，中粗火针烧灼至针尖白炽时，对准所选治疗部位，迅速刺入和退出。出针后用无菌棉球按压针孔，以减少疼痛，并防止出血。一般进针深度为 0.3 ~ 0.5 寸。每隔 3 日治疗 1 次，10 次为 1 个疗程。

［释义］火针本身具有开门祛邪、疏通经脉、散寒除湿、消肿止痛、温经壮阳之作用，在人体表面特定的部位进行点刺，可以直接温煦局部，改善血液循环，使筋脉肌肤得养。

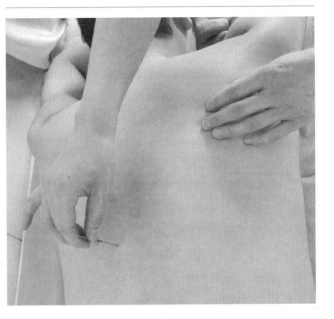

① 火针术后 2 日内清淡饮食，禁止擦洗针孔以防感染；② 灼刺时要掌握好深度，切忌刺伤内脏；③ 治疗期间注意保暖，避免再次受寒而使病情加重；④ 可配合推拿治疗，加强治疗效果；⑤ 有心、肝、肾等脏腑严重疾病的患者要慎用此法。

10 慢性软组织损伤

慢性软组织损伤是指各种慢性劳损造成人体的皮肤、皮下浅筋膜、皮下深筋膜、肌肉、肌腱、腱鞘、韧带、关节囊、滑膜囊、椎间盘、周围神经血管等组织的病理损害。

［取穴］阿是穴。

［操作］穴区局部常规消毒，用细火针（直径 0.5 毫米）在酒精灯上烧红后直接点刺。每穴点刺 3 下，不留针。针刺深度达发生粘连变性的筋僵、筋粗、筋结部位，随即迅速出针，并以消毒干棉球重按针孔片刻，以减轻疼痛。隔日治疗 1 次，10 次为 1 个疗程。治疗 2 个疗程后观察疗效。

［释义］火针直接刺激病灶及反射点，能迅速消除或改善局部组织水肿、充血、渗出、粘连、钙化、挛缩、缺血等病理变化，从而加快循环，旺盛代谢，使受损的组织和神经重新修复。

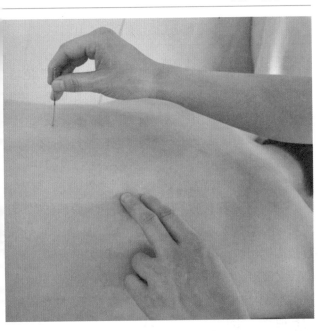

①火针疗法对慢性软组织损伤具有较好的疗效；②火针直接刺至慢性软组织损伤形成的硬结条索状物处；③有心、肝、肾等脏腑严重疾病的患者要慎用此法；④针后清淡饮食，禁止擦洗针孔以防感染。

11 肛周脓肿

　　肛旁脓肿是外科常见病,属中医学的"肛痈"范畴。肛门周围突然出现肿块,焮红疼痛,形如桃李。中医学认为肛门为足太阳膀胱经所主,湿热易聚膀胱,此处生痈,多由湿热下注,经络阻隔,瘀血凝滞,热盛肉腐成脓而发。

　　[取穴] 肛门局部。

　　[操作] 选择脓腔距体表最薄处作为穿刺部位。将火针烧红直刺脓腔,火针入脓腔后,转动一下火针,烧焦周围组织,以防止创面出血,再拔出火针,脓液即随之流出。棉球擦干脓液后,外敷地榆油。由地榆、香油等制作的纱条敷贴,无菌纱布覆盖,胶布固定,每日换药 1 次。

　　[释义] 火针排脓的优点为:操作时间短,损伤组织少,患者痛苦小;创面被火针烧成 I 度烧伤焦痂覆盖,不出血,焦痂脱落前,创面不会缩小,可保持引流通畅;创面小,愈合后仅留下绿豆粒大小的瘢痕,基本不损伤肛门的皮肤及外形。

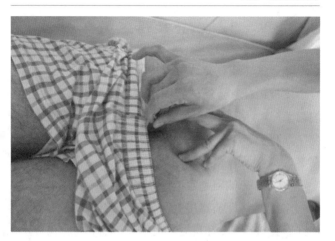

①把握施针时机，切忌脓未成而滥施火针；脓成时，局部中软、应指，用注射器穿刺抽出脓液证实有脓方可用火针排脓；②脓腔较小者用火针排脓后不用服药；脓腔较大、有全身中毒症状者，应配合服清热解毒中药或抗生素；③脓腔较大者应做2个火针引流口，便于引流；④2日后用20毫升无菌针管拔去针头，吸入生理盐水注入脓腔，反复冲洗，尽快使脓腔干净，以利于上皮组织生长。

12 臀上皮神经炎

臀上皮神经炎又称臀上皮神经卡压综合征，是指臀上皮神经在其走行的各固定点受牵拉和卡压而引起的腰、臀、腿疼痛等一系列症状。中医学认为本病为"寒痹""筋痹"，主要是寒湿侵袭或闪挫所致，病位在经在络。

[取穴] 患侧阿是穴（疼痛点）。

[操作] 常规消毒患处，将中粗火针（直径1毫米）烧红后直接点刺，在患处中心先刺一针，然后在其上、下、左、右距中点约1厘米处各刺一针，针尖指向中心。每侧点刺3下，深度控制在2厘米内，不留针。每日治疗1次，10次为1个疗程。治疗2个疗程后观察疗效。

[释义] 火针刺激可缓解臀上肌肉痉挛，改善臀上部血液循环，使充血、水肿、粘连迅速改善，条索状结节消失，及时改善臀上皮神经受压状态，从而使疼痛消失，弯腰起坐活动正常。

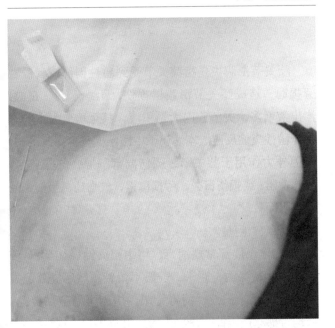

①治疗期间患部应注意保暖，避免寒湿；②医者用拇指在患侧髂嵴最高点内侧 2 ~ 3 厘米处下方仔细用力按压，皮下触及滚动高起的 2 ~ 3 个条索状结节，患者有明显胀麻痛感处即为"疼痛点"。

13 膝关节滑膜炎

膝关节滑膜炎是指膝关节受到急性创伤或者慢性劳损时，造成膝关节滑膜层损伤，组织水肿、充血，渗出液增多，关节腔内大量积液，甚至积血为主的一种无菌性炎症反应。本病属于中医学的"痹症"范畴，多因外力作用于膝关节，损伤局部筋脉，气滞血瘀，经脉痹阻；或损伤日久，劳损积累，气血痰湿阻滞，经脉痹阻而致。

[取穴] 阿是穴。

[操作] 局部常规消毒，将中粗火针烧红至白亮，快速点刺，深约1厘米，一般不留针，然后拔罐可吸出积液，擦净积液，消毒针眼，用创可贴敷贴针孔，或消毒棉球按压针孔,胶布固定。2周治疗1次至痊愈。每次选2～4个穴位。

[释义] 火针点刺直接排出积液，可降低滑囊及关节内压力，通过改善滑囊内的血液循环而促进滑膜的修复，进而消除滑膜炎。

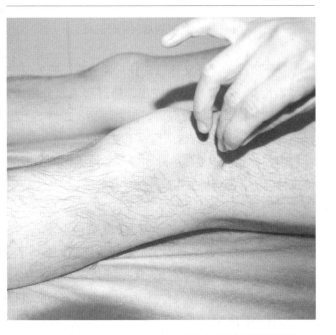

①对于恢复期，或有肌肉萎缩的患者，宜用深刺法；
②痛点的选择：在关节肿胀部位常规消毒，拇指按压寻找痛点，该点一般在髌骨外上缘上2厘米处，嘱患者坐在低凳上，尽可能屈曲患侧膝关节。

14 股外侧皮神经炎

股外侧皮神经炎又称感觉异常性股痛，股外侧皮神经系由第 2 ~ 3 腰神经发出，通过腰大肌外侧缘，斜过髂肌，沿骨盆经腹股沟韧带之深面，在髂前上棘以下 5 ~ 10 厘米处穿出阔筋膜至股部皮肤。在该神经行程中，如果由于受压、外伤等某种原因影响到股外侧皮神经时，即可能发生股外侧皮神经炎。

［取穴］局部阿是穴。

［操作］常规消毒，将中粗火针（直径 1 毫米）在酒精灯上烧红后直接点刺，在患处中心先针刺一针，然后在其上、下、左、右各刺一针，针刺方向稍向中心。每侧点刺 3 下，深度控制在 2 厘米内，不留针。每日治疗 1 次，10 次为 1 个疗程。治疗 2 个疗程后观察疗效。

［释义］火针刺激人体一定部位或穴位激发经络功能，通过孙络—络脉—经脉系统而作用于脏腑，以调整脏腑虚实，调和气血，通经活络，平衡阴阳。

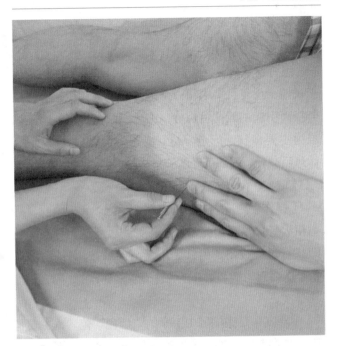

①治疗期间患部应注意保暖，避免寒湿；②及早发现，及早治疗；③针后清淡饮食，禁止擦洗针孔以防感染；④有心、肝、肾等脏腑严重疾病的患者要慎用此法。

15 跟骨滑囊炎

跟骨滑囊炎（足跟痛）是指跟骨结节处的滑囊由于长期、反复、集中和力量稍大的摩擦和压迫等慢性劳损而引起的无菌性炎症，临床以跟部疼痛和行走困难为主要症状，行走、站立或剧烈运动时疼痛加重，休息后减轻，局部可轻度肿胀。

［取穴］阿是穴（局部压痛点）。

［操作］局部寻按压痛点并做标记。常规消毒，将中粗火针加热至白亮，迅速将针刺入所选治疗点，随即将针迅速拔出，出针后用无菌棉球按压针孔片刻。每个压痛点灼刺 2 ~ 3 下，深 0.3 ~ 0.5 寸，隔 5 日治疗 1 次。

［释义］足跟痛属中医学的"痹症"范畴，主要是因为长期劳损，外加风寒湿邪侵袭，致使跟部经脉阻滞不通，不通则痛。火针灼刺局部痛点，具有温经通络、祛风除湿、活血止痛之功。

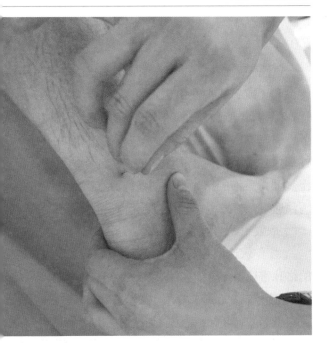

① 火针术后 2 日内患者禁止洗脚以防针孔感染；② 治疗期间注意休息，不要过多走动而加重病情；③ 尽量不要穿高跟鞋，避免刺激跟骨结节。

16 急性痛风性关节炎

急性痛风性关节炎是一种异质性疾病，可由于遗传性和（或）获得性引起尿酸排泄下降和（或）嘌呤代谢障碍，导致血尿酸浓度过高而沉积于人体四肢关节，引发红、肿、热、痛为主要表现的急性炎症。急性痛风性关节炎属于中医学的"痹证"的范畴，多为湿热浊毒瘀滞经络，不通则痛，治宜清热利湿，化瘀泻浊通络。

[取穴] 局部阿是穴。

[操作] 选取患病关节局部高度肿胀、充盈、青紫的络脉常规消毒，细火针烧红后直接点刺。每穴点刺3下，深度控制在5毫米内，不留针。关节局部肿胀明显者，可在患部散刺2针，使炎性渗出物排出。轻症每周1次，重症隔日1次，一般1～2次，症状可迅速得到控制。

[释义] 通过局部放血排毒，迅速快捷地排放高黏度、含有大量尿酸盐之高压血液，可消除血管张力，降低血管阻力，直接改善血液循环，降低毛细血管通透性，降低胶体渗透压，减少局部炎性刺激，从而达到活血化瘀、疏经通络、消肿止痛的良好效果。

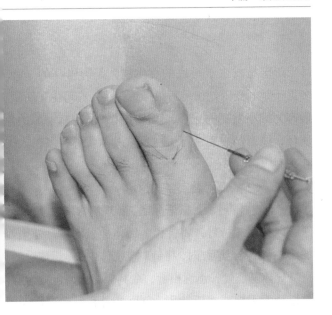

① 禁食高嘌呤食物（如动物内脏、沙丁鱼、蚝、虾等），严格戒酒，多饮水以促进尿酸排出；② 避免过度紧张、劳累、受寒等诱发因素；③ 治疗后在 2 日内应保持针孔清洁干燥，禁止洗浴；④ 针宜烧至红白发亮，速刺疾出。若针烧的火候不够，刺入时则患者疼痛难忍，影响疗效。

17 跖 疣

跖疣是发生于足底的赘生物，是寻常疣的一种。多见于趾间受压处和足跖跟、跖骨头，亦可见于跖侧。形态为细小发亮的丘疹，表面焦化，周围有增厚的角质环，以刀削去后，可见白色软刺状疣体，多由人类乳头瘤病毒所引起。

［取穴］局部阿是穴。

［操作］找准位置，做好标记。常规消毒穴位及火针，医者以持笔式持针，将针尖、针体伸入酒精灯外焰处加热，待针烧至通红时，将针对准疣体中央，迅速进针，直刺疣体基底处，迅速出针，令其微出血，自凝为度，再以消毒干棉球按压针孔，创面按外科常规进行无菌处理。

［释义］中医学认为火针可以温经通络，调和气血，软坚散结，从而增强机体正气，消灭毒邪，起到"扶正祛邪"的作用，达到治疗目的。

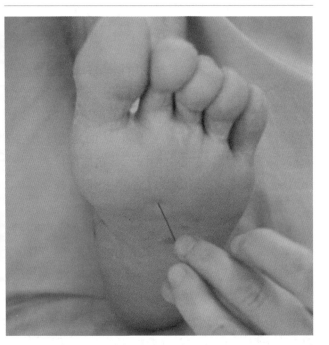

① 注意消毒，治疗前后以碘伏涂擦局部；② 此病容易反复发作，需要配合体针以改善患者的痰湿体质；③ 要将疣体清除干净，避免复发。

18 鸡 眼

鸡眼是由于局限性长期受压和摩擦引起表皮角质过度增生性损害，行走时产生疼痛，形如鸡眼，故而得名。它的形成是由于长期受摩擦和挤压形成的皮肤角质增生性损害，如豆大或更大，表面光滑，淡黄或深黄，界限清楚，中心有倒圆锥状角质栓嵌入真皮，压迫真皮的感觉神经而出现疼痛，走路时更甚。

[取穴] 鸡眼局部。

[操作] 常规消毒足底皮肤，取中粗火针（直径为0.8毫米）消毒，对鸡眼正中快速刺入，深达根底部至针下有落空感为宜，待病人有痛感时将针快速拔出。鸡眼较大者，可用火针在病灶周围向根底做多向透刺。如果一次因火针退火不能针透，可将火针再烧红进行第二次透刺。一般一次治疗即可脱落。

[释义] 火针治疗鸡眼具有软坚散结、祛腐生新之功效。火针的高温使得被刺局部组织及血浆蛋白迅速凝固，与皮肤血管组织相继形成瘢痕，破坏病灶局部血液循环，从而切断增生组织的营养供应，阻断鸡眼生发点的再生能力，使其自动坏死脱落。

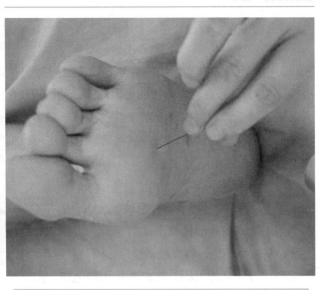

① 针刺不宜过深或过浅，过深导致正常组织的破坏且易出血，过浅则不能直接破坏胼胝发生点；② 治疗后的当日，嘱患者不洗脚，保持足部清洁干燥；③ 在治疗后鸡眼处有角质物顶出属正常现象，如影响行走，可用热水泡脚后，用毛巾擦拭或用手抠掉死皮，但不可伤及正常皮肤。

19 老年斑

老年斑，全称为"老年性色素斑"，医学上又称为"脂溢性角化"，是指在老年人皮肤上出现的一种脂褐质色素斑块，属于一种良性表皮增生性肿瘤，一般多出现在面部、额头、背部、颈部、胸前等，有时也可出现在上肢等部位。

［取穴］色斑局部。

［操作］局部常规消毒，色斑较大者，可用2%利多卡因1毫升在局部做皮下注射麻醉。用酒精灯烧热火针，刺或刮色斑，待皮肤适应后，可将针逐渐烧红，刺或刮出有色素的组织。与皮肤相平的色斑，点刺即可；患处高出皮肤时，将针在斑点上稍停片刻，烧灼至与皮肤水平即可。色斑较多者可分批治疗，每处色斑最多治疗2次。

［释义］火针主要通过针体高温烙烫色斑，使色斑表面干烙坏死结痂，并刮出色斑根部的色素组织以达到根治。本法痛苦较小，且疗效确切。

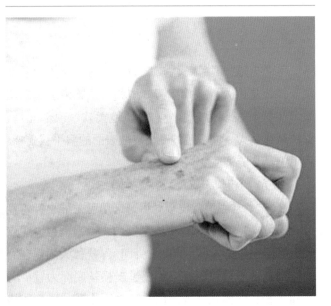

① 日常生活中应注意少吃辛辣及刺激性食物；② 结痂后不可抠掉，应自行脱落，尽量避免日光照射；③ 保持脸部皮肤干净；④ 戒除不良习惯，如抽烟、喝酒、熬夜等；⑤ 多喝水，多吃蔬菜和水果；⑥ 针后1周内勿沾水以防感染。

20 扁平疣

扁平疣是一种病毒性皮肤病，它的病原体和寻常疣一样，是由人乳头瘤病毒 3 型和 5 型感染引起的皮肤赘生物。表现为分散分布、质地柔软、顶部光滑、粟粒至绿豆大、淡褐色的高出皮肤表面的扁平状丘疹。扁平疣具有传染性。

［取穴］疣体局部。

［操作］常规消毒皮损处后，选用盘龙细火针（直径 0.5 毫米），在酒精灯上烧至发白之后，垂直快速点刺疣体顶部。疣体小，点刺一针即可；疣体大则需在周围再围刺，不可过深，以不超过皮损基底部为宜。对时间较长、疣体较大或用前法疗效不佳者，可运用烙刺进针法，即用火针头轻触皮肤后进行烙熨，将突出于皮肤表面的疣体刮除，刮除疣体时应以皮损不出血为度。

火针治疗结束后在距皮损 3 厘米处悬灸，使局部皮肤有灼热感，时间一般为 15 分钟。术后 3 日内，治疗局部不沾水。一般治疗后第 2 日开始结痂，结痂期勿用手抓，让痂壳 1 个星期后自行脱落，痂壳掉后疣

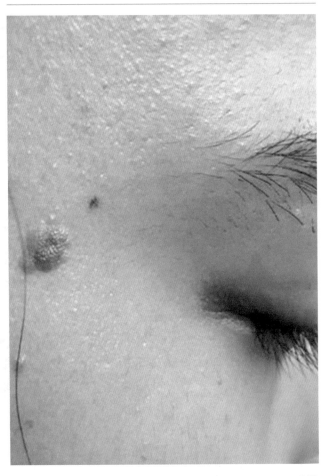

体未消失则再次治疗。

[释义]火针用于治疗扁平疣，具有可控性强、成本低、损伤小、修复快的优点，尤为可贵的是，火针通过局部和全身双重作用起效。使用火针后，既可通过火针的高温直接破坏疣体，使疣体迅速脱落；又可因其局部烧灼伤引起的炎症反应，增强局部非特异性防御功能，提高巨噬细胞的数量和吞噬功能，起到全身治疗的作用。同时火针点刺后，局部艾灸能够促进血液运行，对预防火针不良反应、提高疗效也起到较大的作用。

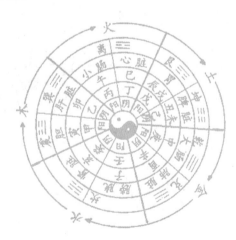

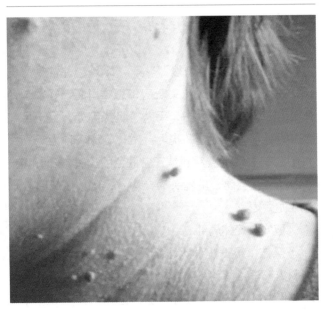

①远离紫外线电离辐射；②远离创伤性治疗，如电离子、激光、自身疣体埋植治疗等，此类治疗易形成"同型反应"，导致难以祛除的瘢痕，且可加重病情；③远离激素类药物；④多喝水，多吃蔬菜、水果，可做水果面贴。

21 寻常疣

寻常疣，俗称"刺瘊""瘊子"，是一种常见的皮肤良性赘生物，由人乳头瘤病毒感染引起，好发于青少年，主要发生于手指、手背、足缘等处，生于足底部位的寻常疣又称为跖疣。寻常疣临床表现为绿豆大小或更大的灰褐色、棕色或正常肤色的丘疹，表面粗糙、角化过度，坚硬、呈乳头瘤样增殖，可单发或因自身接种而多发。

［取穴］疣体局部。

［操作］根据疣体大小选用单头火针或多头火针，局部以 75% 乙醇溶液常规消毒，将针尖在酒精灯上烧红，迅速刺入寻常疣疣体，随即迅速出针，用消毒干棉球擦拭针孔。进针深度以刺到疣体基底部、破坏疣体的神经血管组织为限。疣体小者刺 1 针即可，疣体大者可刺数针。治疗时先刺最大或最早出现的疣体，再刺较小或出现较晚的疣体。1 周治疗 1 次，如治疗 1 周后疣体未脱落则行第 2 次治疗。

［释义］寻常疣是一种皮肤常见病、多发病，中医学认为本病的发生是因气血失和，皮肤肌腠不密，风

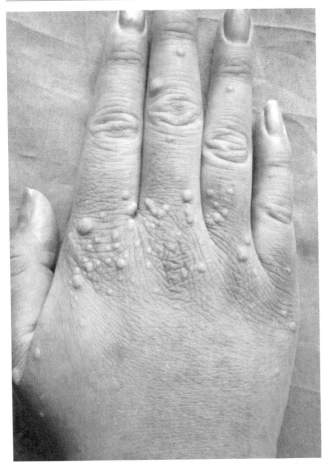

热毒邪乘虚侵袭，蕴阻于经络肌腠，搏于肌肤，凝聚而成；或因怒动肝火，肝旺血燥。火针具有活血和血、软坚解毒之功，邪毒与气血凝聚之疣体被火针刺后，血和气行，邪祛毒解，坚软结散，从而使赘疣消而新肌生。另外，火针的高温直接灼伤疣体组织，切断疣体血供，致局部血栓及无菌性炎症反应，最后使结缔组织增生、纤维化，直至萎缩消退。火针不仅对母疣（最大或最早出现的疣体）有效，还可通过神经体液传递作用于子疣（较小或出现较晚的疣体），致其局部缺血或栓塞，使疣体变性坏死。

火针治疗寻常疣的疗效确切。一般小疣体治疗 1 次即可，疣体 7 ~ 10 日可脱落，疣体大者治疗 3 ~ 4 次。

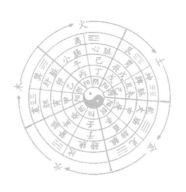

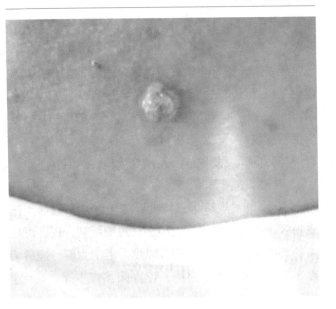

① 寻常疣属于病毒性感染，具有传染性，抠破或剖开后可流血不止，造成大规模传染；② 平时要养成良好的生活习惯，要注意保持皮肤的清洁，避免外伤；③ 注意加强体育锻炼，并且要增加营养，增强自身的抵抗力。

22 湿 疹

湿疹是一种常见的由多种因素引起的表皮及真皮浅层的炎症性皮肤病，一般认为与变态反应有一定关系。湿疹是一种容易复发的皮肤病，也是一种过敏性、炎症性皮肤病，以皮疹多样性，对称分布，剧烈瘙痒，有渗液倾向，反复发作，易演变成慢性为特征。

[取穴] 皮损局部。

[操作] 常规消毒，将火针烧至红热，迅速点刺皮损区。先根据皮损区大小在其边缘围刺一周，而后点刺其中间的丘疹、水疱，以疱破液出为度。隔日治疗1次，5次为1个疗程，疗程间休息1周，4个疗程后观察疗效。

[释义] 湿疹主要与湿邪有关，湿可蕴热，发为湿热之症，久之湿则伤脾，热则伤阴血，而致虚实夹杂之症。急性湿疹多见湿热之症，慢性湿疹多为虚实夹杂之症。治疗时以清热利湿、疏风清热、养血疏风润燥为主。火针能泻湿热、散瘀结、通络止痒，故经火针治疗后瘙痒感可明显减轻。

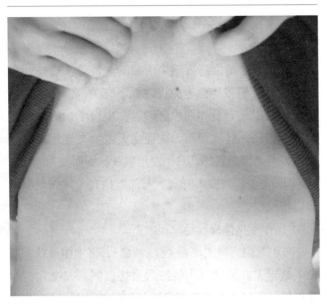

①施术部位 3 日内勿清洗，以防感染；②饮食应清淡，多吃水果蔬菜，避免饮酒、咖啡、辛辣刺激与油炸的食品；③保持心情舒畅，避免便秘等，过敏患者尽量不要接触过敏原；④避免皮肤局部刺激，如热水烫洗、过度搔抓滥用止痒和刺激性的外用药物等。

23 带状疱疹

带状疱疹是由病毒感染所致的一种急性疱疹性皮肤疾病，发病多与机体免疫力低下有关，常有后遗神经痛，尤以年老及体弱患者明显。中医学认为本病多由情志内伤，肝气郁结，久而化火或脾失健运，蕴湿化热，湿热搏结复感邪毒，浸淫肌肤脉络而发为疱疹。

［取穴］选对应夹脊穴、局部阿是穴（疼痛点和带状疱疹皮损处）。

［操作］具体操作及疗程如下。

（1）对应夹脊穴点刺：常规消毒后，将中粗火针（直径1毫米）在酒精灯上烧红后直接点刺。夹脊穴、疼痛点每穴点刺3下，深度控制在5毫米以内，不留针。

选取对应夹脊穴时，一般在病灶区涉及的相应夹脊穴，再在上下各增加一个夹脊穴。例如，如果病灶区涉及的相应夹脊穴是胸 $_9$ 至胸 $_{11}$ 段夹脊穴，那么，火针实际点刺的穴位则是在胸 $_9$ 至胸 $_{11}$ 段夹脊穴的基础上，上下再加一个椎体的夹脊穴，即点刺胸 $_8$ 至胸 $_{12}$ 段夹脊穴。

选取疼痛点时，应选皮损皮肤泛红或疼痛区域。其区域或大或小，或狭或宽。一般此区域在胸胁部沿

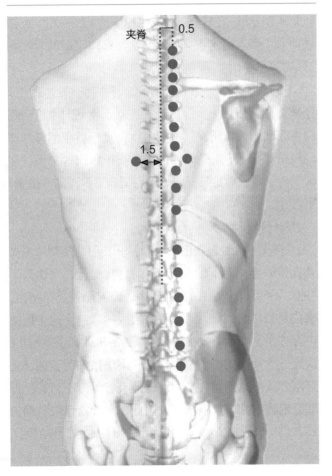

夹脊

0.5

1.5

肋间神经分布；在其他部位则沿相应的神经分布。火针点刺时，多应用疼痛区域围刺法，疼痛区域散刺法及疼痛带头尾刺法3种方法治疗。

（2）水疱点刺：常规消毒后，将中粗火针（直径1毫米）在酒精灯上烧红后直接点刺。点刺时水疱间距约为5毫米，以刚深入疱内为度，点刺后用消毒棉签轻轻挤尽疱液；如果疱液清稀，皮损色淡者，火针加刺气海、中脘、足三里，每穴点刺3下，深约5毫米，不留针。

隔日针刺1次，治疗半个月。

［释义］火针既善借助火力强开其门，使壅结的火毒直接外泄；又可温通经脉，助血气运行，则达到了"通则不痛"的效果。在临床中，疱液能否及早清出，疱疹是否早日结痂，对病程有很大的影响。由于疱液中含有大量病毒，疱液放得越早，对机体损伤就越小，治疗过程中应始终以放出疱液和促进结痂为目的，火针刚好就能达到这种作用。一般火针治疗1日后，大部分疱疹结痂，疼痛减轻。因此，火针治疗带状疱疹具有止痛快、皮疹消退快的优点，可使本病疗程缩短。

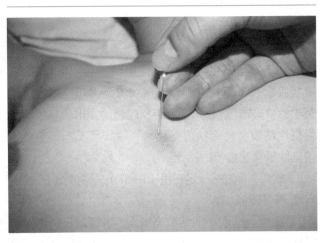

① 常规消毒，保护好疮面，治疗期间不沾水；② 及早治疗，病程在 5 日内为佳；③ 胸胁部注意点刺深度，以免伤及内脏或引起气胸；④ 糖尿病、凝血功能障碍者不宜采用；⑤ 患有心、肝、肾等严重器质性疾病者慎用；⑥ 一般病情，可不配伍西药抗病毒药；如病情较重，可适当配合中药板蓝根冲剂口服；如病情严重，病势迅速，还可适当配合内服阿昔洛韦片，0.2 克／次，5 次／日（夜间停服），服用 7 日；泼尼松 10 毫克，3 次／日，饭后服，服用 5 日。

24 甲状腺结节

甲状腺结节主要由单纯性甲状腺肿、甲状腺炎、甲状腺囊肿、甲状腺腺瘤、甲状腺癌引起，相当于中医学的"瘿瘤"。临床上将甲状腺囊肿、甲状腺腺瘤称为良性结节，将甲状腺癌称为恶性结节。本节主要论述良性甲状腺结节的治疗。

［取穴］阿是穴、足三里（P137）、三阴交（P135）、丰隆（P215）。

［操作］选取局部结节高出点，进行常规消毒，注射麻醉止血药物（2% 普鲁卡因 + 肾上腺素）2 ~ 3 分钟后，手持火针烧至白亮，迅速在患部周围点刺，然后在病位中心刺 1 ~ 3 针，刺入深浅取决于结节大小及其部位的深浅。火针疾入疾出，不留针，以干棉球压迫针孔助止血。以毫针刺足三里、三阴交、丰隆，留针 20 分钟。火针治疗每周 2 次，毫针隔日 1 次，治疗 1 个月。

［释义］本病因痰气瘀结于颈前而发病。常规取阿是穴，火针针刺起到温通经络、引热祛邪、消瘀散结的功效。配穴足三里、三阴交、丰隆活血祛瘀，健脾化痰，健脾益肾，旨在调整体内脏腑功能，平复阴阳气血虚实，达到扶正祛邪的目的。

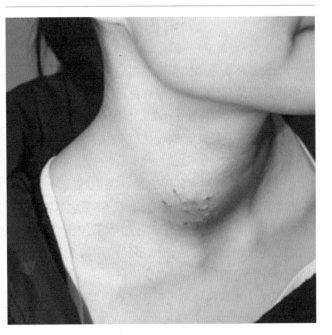

① 甲状腺处于颈部，周围血管、神经分布密集，自身血供亦充分，故在火针治疗时应掌握好针刺方向和深度，避开重要血管和神经;② 畅情志，调饮食，避风寒;③忌辛辣、刺激、厚味饮食。

25 淋巴结炎

淋巴结炎分为急性和慢性两种。急性淋巴结炎多由化脓性细菌感染所致，慢性淋巴结炎又可分为非特异性的细菌感染和特异性（如结核菌）的细菌感染。

[取穴] 阿是穴、曲池（P093）、风池（P119）、大椎（P091）。

[操作] 常规消毒阿是穴后，将中粗火针在酒精灯上烧至通红，于成脓处垂直进针，针深达痛脓根部，迅疾入出，可刺2~3针。针刺后不按压针孔，可在出血处拔罐，以助脓液排出。用中细火针点刺或用毫针刺余穴，留针20分钟。隔日1次，治疗1个月。

[释义] 本病因外感风温、风热之邪与内热相互搏结，夹痰阻滞结于少阳、阳明经络。取阿是穴以热引热，引热邪外出，同时又可助火祛湿，去腐生肌。手阳明曲池、足少阳风池、督脉大椎共用，疏风、清热、活血，以散少阳、阳明之热毒。

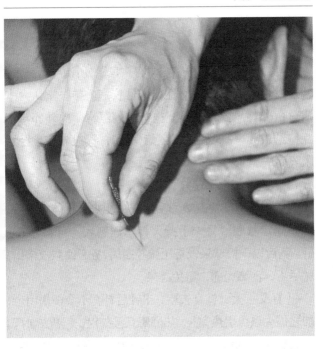

① 治疗期间注意局部清洁，避免感染；② 忌辛辣、刺激、厚味饮食；③畅情志、调饮食，避风寒；④有心、肝、肾等严重器质性疾病者慎用此法。

26 痈

痈，相当于中医学中的"有头疽"。所谓"有头疽"就是发生于肌肤间的急性化脓性疾病。中医学认为本病总由外感风温、湿热，内有脏腑蕴毒，内外邪毒相互搏结，凝聚肌肤，以致营卫不和，气血凝滞，经络阻隔而成。

［取穴］局部阿是穴。

［操作］选取脓腔薄弱处，将中粗火针针体烧红后，一手固定脓腔，另一手持火针迅速刺入，可刺 1～2 针。刺后以干棉球轻轻挤压脓腔四周，务必使脓液排出。脓尽后，消毒局部，避免感染。

［释义］火针针身较粗，出针后针孔不会很快闭合，加之借火以热引热，使火热邪毒直接外泄，令热去血行。另火针有温通经络、益气活血之功，可使疮口周围瘀滞循环加速，达到生肌敛疮的功效。

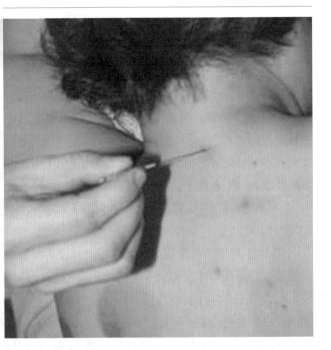

① 治疗期间注意局部皮肤清洁；② 脓腔勿轻易挤压，防止邪毒内陷；③ 清淡饮食，忌辛辣刺激、发物；④ 有消渴病者应及时治疗。

27 疖

疖是一种生于皮肤浅表部位，范围较小的急性化脓性疾病，局部具有肿势局限，突起根浅，色红、灼热、疼痛、易脓、易溃，出脓即愈等特点。中医学认为本病常因内郁湿火，外感风邪，两相搏结，郁阻肌肤所致；或夏秋季节感受暑毒而生；或因天气闷热汗出不畅，暑湿热蕴肌肤，引起痱子，搔抓破伤染毒而成。

[取穴] 局部阿是穴、合谷、大椎（P091）、委中（P181）。

[操作] 局部常规消毒后，将中粗火针在酒精灯上烧至通红后，从疖体顶尖处迅速刺入，深达根部；范围较大者，可于疖体左右或疖顶端两旁向中央斜刺两针，迅速进出，针后不按压针孔，令内容物排出。

[释义] 合谷为手阳明经原穴，阳明经多气多血，刺之以清泄阳明火毒；大椎为督脉穴位，督脉统一身诸阳，疏通诸经经气，以泄阳经邪火郁热；委中为血之郄，以泄血中蕴热。

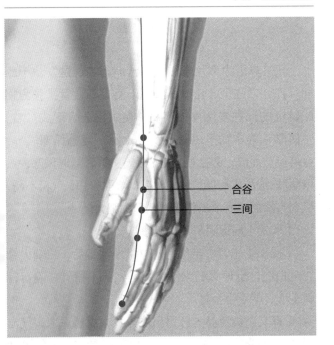

合谷

三间

① 注意个人卫生，少食辛辣刺激、肥甘、发物；② 注意防暑降温，防止痱子发生；③ 疖溃后多可迅速愈合，体质虚弱者应及时治疗。

28 酒渣鼻

酒渣鼻因为鼻色紫红似酒渣而得名，是发生于颜面鼻部，以红斑、丘疹、脓疱以及毛细血管扩张为临床特征的一种慢性皮损疾病，疾病日久可形成鼻赘。中医学认为本病多由肺胃积热上熏，复感风寒之邪，血瘀凝结而成；或嗜酒之人，酒气熏蒸，复遇风寒，热毒蕴肤；或肺胃积热，风寒外袭，营卫失和，气机不畅，日久气滞血瘀而致鼻色紫红，鼻头肥大。

［取穴］局部阿是穴、素髎。

［操作］患者取坐位，穴位常规消毒后，将细火针烧至白亮，迅速点刺素髎、阿是穴，不留针。隔日针刺1次，治疗半个月。

［释义］酒渣鼻为肺胃积热蕴蒸，复感风寒，气血凝结于鼻部而成，故取素髎、局部阿是穴。火针出针后针孔不会很快闭合，风寒之邪可从针孔直接排出体外，借火引积热外出。同时又可温通经络，助气血运行，气血行则凝结消。

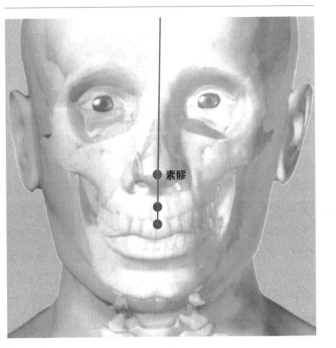

素髎

① 点刺时注意"红""准""快"，点刺后用消毒干棉球按压针孔；②注意鼻部卫生，保护好创面，防止感染；③ 清淡饮食，忌食辛辣、发散之物，戒烟酒。

29 丹 毒

丹毒是发病时患处皮肤突然发红成片、色如涂丹的一种急性感染性疾病。其临床特点为起病急，恶寒发热，局部皮肤忽然变赤，色如丹涂脂染，焮热肿胀，边界清楚，迅速扩大，发无定处，数日内可逐渐痊愈，易复发。本病根据其发病部位不同又有不同的病名，如发于头面部称"抱头火丹"，发于躯干部称"内发丹毒"，发于下肢称"流火"，发于新生儿称"赤游丹毒"。中医学认为本病总由血热火毒为患，火邪侵袭，血分有热，郁于肌肤而发；或因体表肌肤失于卫固，邪毒乘虚而入，郁于肌肤，阻滞经络，蒸腾于外而发为丹毒。发于头面者多夹风热；发于胸腹腰胯者多夹肝脾郁；发于下肢或流水者多夹湿热；发于新生儿者多由胎火热毒所致。

［取穴］阿是穴、曲池（P093）、委中（P181）、足三里（P137）。风热配风门（P089），湿热配血海、阴陵泉（P105），迁延反复者加配三阴交（P135）。

［操作］常规消毒后，用中粗火针（直径0.8毫米）在酒精灯上烧红后直接点刺，点刺深度控制在5毫米内，

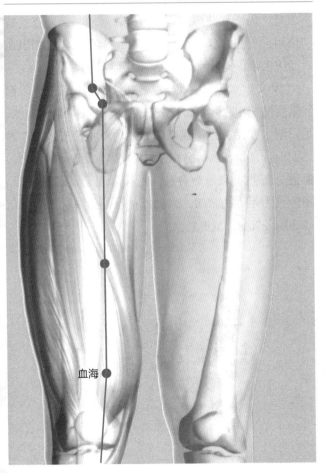

血海

不留针。局部红肿热痛处采用火针散刺法，即在发病部位用火针星点样分别点刺数针或十余针。急刺出血后加拔火罐，隔日针灸 1 次，治疗半个月。

[释义] 本病因毒邪与血热搏结，郁于肌肤，阻滞经络而发。阳明经为多气多血之经，取手阳明合穴曲池、足阳明合穴足三里清泄阳明血热，调和营血。委中为足太阳合穴，有血郄之称，与阿是穴同用，点刺出血，泄血分郁热。风门为督脉、足太阳之会，疏风解表。阴陵泉为足太阴合穴，善健脾化湿。血海、三阴交疏通三阴经气血，散瘀利湿。

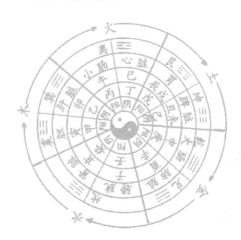

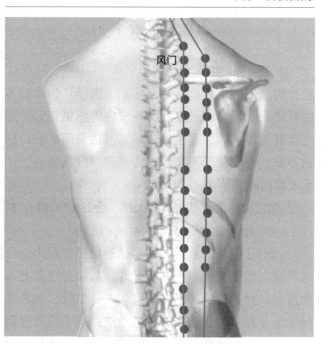

风门

① 患者应卧床休息，多饮水，注意隔离；② 面积较大或发于面部等证候较重时应综合治疗；③ 多站、多走及劳累后易复发，应加以注意。

30 体表脓肿

体表脓肿，中医学称之为"痈"，是指发生于体表皮肉之间的急性化脓性疾病。中医学认为本病多由外感六淫邪毒，或皮肤受外来伤害感染毒邪，或过食膏粱厚味，聚湿生浊，邪毒湿浊留阻肌肤，郁结不散，可使营卫不和，气血凝滞，经络壅遏，化火成毒而成痈肿。

[取穴] 局部阿是穴，配大椎、合谷（P083）、曲池（P093）、风池（P119）、委中（P181）。

[操作] 常规消毒后，局部脓肿处用中粗火针行速刺法。脓肿直径小于 3 厘米者，从痈肿成脓处垂直进针，针深达痈肿根部，可刺 1～2 针。痈肿直径大于 3 厘米者，选取脓肿低垂点斜向上进针速刺一针，再从脓肿高点斜向下方刺入一针，针后可用力挤脓，务必使排脓彻底。配穴用细火针点刺出血，隔日针刺 1 次，治疗半个月。

[释义] 阳明经穴多气多血，督为阳脉之海，取合谷、曲池、大椎三穴同用，清阳热、去火毒。上部痈肿配风池，下部痈肿配委中，取就近逐邪之意。

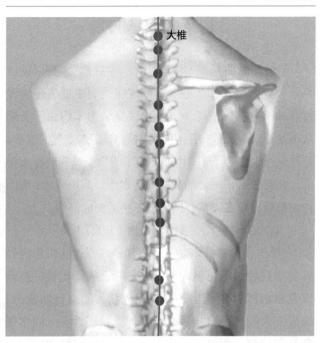

大椎

① 严格消毒，注意保持局部皮肤清洁；② 忌食辛辣肥甘厚腻、鱼腥发物；③ 宜静卧休息，并减少患部活动；④排脓后消毒局部用纱布覆盖包扎。

31 下肢静脉曲张

下肢静脉曲张，中医学称之为"筋瘤"，是以筋脉色紫、盘曲突起如蚯蚓状、形成团块为主要表现的浅表静脉病变，好发于下肢。中医学认为本病由于长期从事站立负重工作，劳倦伤气，或多次妊娠，气滞血瘀，筋脉纵横，血壅于下，结成筋瘤；或骤受风寒或涉水淋雨，寒湿侵袭，凝结筋脉，筋挛血瘀，成块成瘤；或因外伤筋脉，瘀血凝滞，阻滞筋脉络道而成筋瘤。

[取穴] 阿是穴、曲池、血海（P087）。

[操作] 患者扶墙站立，常规消毒后，将中粗火针针尖烧红后，迅速刺入曲张之血管，随即出针，有紫黑色血液顺针眼流出，可呈喷射状。使血自然流出，待血变为淡红色自止后，用干棉球按压针孔。以常规毫针刺血海、曲池，平补平泻，得气后留针20分钟。火针刺络每周1次，毫针刺隔日1次，治疗1个月。

[释义] 火针点刺曲张的静脉，可直接使恶血出尽，祛瘀而生新，促使新血生成，血脉畅通。曲池为手阳明经合穴，阳明经多气多血；血海属足太阴脾经，统一身之血；两者合用，养血活血，起到祛邪同时固本的作用。

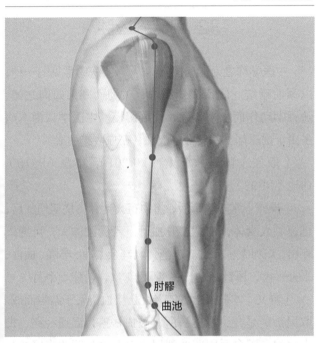

肘髎

曲池

① 有凝血功能障碍者慎用此法；② 避免长期站立，加强下肢锻炼，促使气血流通，改善症状；③ 常用弹力护套或绷带外裹，减轻血液回流障碍。

32 甲状腺囊肿

中医学称之为"肉瘿"，是中医瘿病中常见的一种，以颈前喉结一侧或双侧结块，柔韧而圆，如肉之团，随吞咽动作而上下移动，发展缓慢。中医学认为本病多由于忧思郁怒，气滞、痰浊、瘀血凝结而成。

[取穴] 阿是穴、太冲（P261）、丰隆（P215）、曲池（P093）。

[操作] 常规消毒后，将中粗火针针尖烧至通红后，迅速刺入囊体，注意避开血管。若囊肿体大，可速入疾出，点刺 3 ~ 5 次。以毫针刺其余太冲、丰隆、曲池，平补平泻，留针 20 分钟。隔日 1 次，治疗 1 个月。

[释义] 本病多由气滞、痰湿、瘀血留聚于结喉而成。取局部阿是穴，直达病所，破血祛瘀，温通经络，助火除湿。配合手阳明曲池以行瘀血，足阳明丰隆祛痰利湿，手足阳明皆循行过颈前，两经并用，共消颈部之结块。足厥阴太冲以行肝气，气行则痰瘀亦行。三穴相合，共治瘀结痰气。

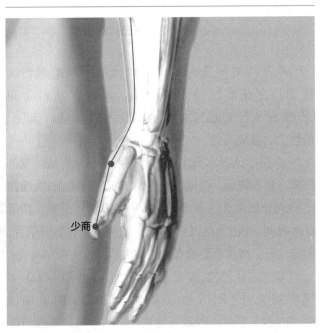

少商

① 保持良好心态，切忌忧思恼怒；② 近期肿块增大较快明显，有恶变倾向者，应及时考虑手术治疗；③忌食辛辣肥甘厚腻、鱼腥发物；④有心、肝、肾等严重器质性疾病者慎用。

33 淋巴结结核

淋巴结结核是由结核分枝杆菌所致的淋巴结病变，全身淋巴结均可发生，颈淋巴结最常见（80%～90%），也可发生在枕部、耳后、耳前、颌下、锁骨上、纵隔等处。

中医学认为本病多因忧思郁怒，肝气郁结，气郁伤脾，脾失健运，痰湿内生，结于颈项而成；日久痰浊化热或肝郁化火，下灼肾阴，热胜肉腐而成脓。溃后脓水淋漓，耗伤气血，经久难愈。亦可因素体肺肾阴亏，阴虚火旺，肺津不能输布，灼津为痰，痰火凝结而成。

[取穴]阿是穴,肘尖、肩井（P101）、少海（P099）。气郁加天井（P107）、足临泣（P293）。阴虚加肺俞（P121）、肝俞（P327）、脾俞（P217）、肾俞（P271）。

[操作]患部常规消毒后，将中粗火针在酒精灯上烧至通红后，于淋巴结结核病变处的上、中、下各刺一针，疾入速出。若脓成者，可加拔火罐以使脓血尽排出。若形成窦道者，用火针烙刺窦道，烙至窦底，将每个窦道烙完。其余穴位可以火针点刺之,疾入速出，依各穴位深浅而刺。每周治疗1次，治疗1个月。

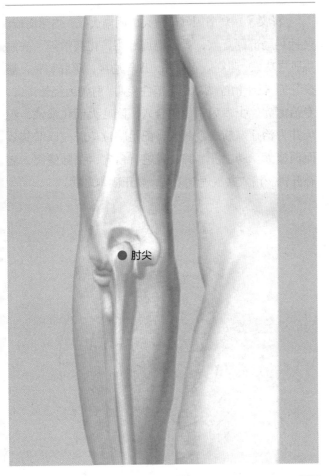

● 肘尖

[释义]本病多因气郁痰火或阴虚火旺,灼津而成。火针刺局部阿是穴,具有温通经络,化痰散结,去腐生肌之功效;胆经效穴肩井,理气通经,疏肝利胆,豁痰开郁,长于治疗瘰疬等结节性疾病。肘尖为经外奇穴,专治瘰疬。少海为手少阴合穴,降心火而化痰浊,配天井为治疗瘰疬之经验穴,配足临泣疏肝气以增其效而消瘰疬。肺、肝、脾、肾之背俞穴,益肺健脾,滋补肝肾。诸穴共成理气散结,扶正固本之功。

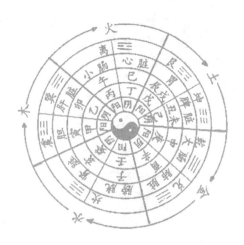

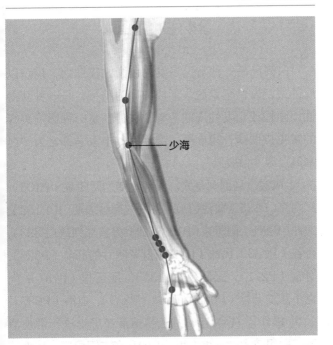

少海

① 保持心情舒畅，情绪稳定；② 节制房事，避免体力劳动，注意劳逸结合；③ 增加营养，忌食鱼腥发物、辛辣刺激之品。

34 白癜风

白癜风是一种常见多发的色素性皮肤病。该病以局部或泛发性色素脱失形成白斑为特征，是一种获得性局限性或泛发性皮肤色素脱失症，是一种影响美容的常见皮肤病，易诊断，难治疗。中医学称之为"白癜风"或"白驳风"。

[取穴] 局部阿是穴。湿邪壅滞加阴陵泉（P105）、三阴交（P135）、曲池（P093）；肝气郁结加期门（P103）、太冲（P261）、阳陵泉（P153）；肺卫失宣加列缺（P333）、合谷（P083）、风池（P119）；肝肾阴亏加肝俞（P327）、肾俞（P271）、三阴交（P135）、足三里（P137）；气血不和加合谷（P083）、行间（P289）、血海（P087）。

[操作] 先以75%的乙醇溶液在患处进行常规消毒，面积较大者，可再用2%的利多卡因局麻，将火针针头置酒精灯火焰中加温至针尖呈火红色，待局麻生效后，即取之均匀点刺患处。可用两支火针交替加温使用，以缩短患者等待时间。一般四肢、腰腹针刺稍深，可刺2～4厘米；胸背部穴位针刺宜浅，可刺1～1.5厘米。总的原则是速刺，频率一般为3～4次/秒。

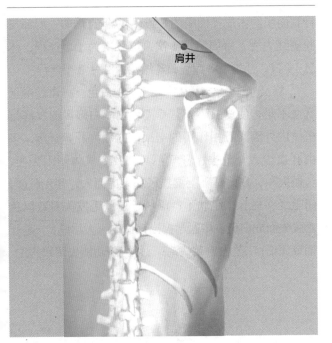

肩井

① 首先应解除患者的恐惧心理，令其配合；② 间隔 1 毫米均匀点刺患部皮肤，不宜过深，透达真皮即可；③ 点刺完毕后，用无菌敷料敷患处，避免水洗患处；

针刺面积约占皮损面积的 80%，以针点均匀、局部皮肤潮红为度。每周治疗 1 次，以 6 次为 1 个疗程，休息 14 日，开始下个疗程，连续治疗 2 ~ 3 个疗程。

［释义］中医学认为肺主气，主白色。白斑是由于气血不足，使皮肤不得营养而变白。白癜风的发病是机体内外因素互相作用的结果，内因为肝脾肾虚，多由肝血虚、肾阳虚、肾气不足，致令机体阴阳失衡，气血失和，在此基础上湿热风邪乘虚而入，客入肌肤，闭阻经络血脉，肌肤不得温煦，皮肤毛发失养致黑色素脱失而成白斑。中医学提出该病的三大学说：一是肝郁致病论；二是血瘀致病论；三是脏腑功能失调致病论。

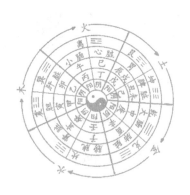

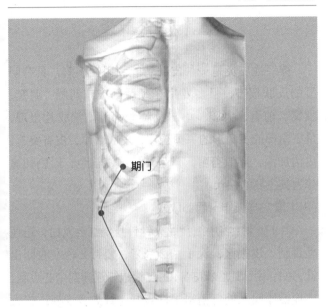

期门

④ 在应用火针治疗期间，应停止其他治疗；⑤ 避免外伤、摩擦、压迫，洗澡时不可用力搓擦；⑥ 避免长时间、强烈日光暴晒。

此外，应注意面部慎刺，胸背部浅刺；老年人、儿童、孕妇慎刺。

35 神经性皮炎

神经性皮炎是一种皮肤功能障碍性疾病，具有明显的皮肤损害，且多发生在颈后部或其两侧、肘窝、腘窝、前臂、大腿、小腿及腰骶部等。常成片出现，呈三角形或多角形的平顶丘疹，皮肤增厚，皮脊突起，皮沟加深，形似苔藓，常呈淡红或淡褐色，以剧烈瘙痒为其主要的症状。

［取穴与操作］局部取穴。

（1）针刺：将中细盘龙火针针身烧红至发白，迅速垂直刺入皮损区，深1～2毫米，留针2秒左右即出针，每针相距1厘米左右，由皮损边缘逐渐向中心点刺，皮损增厚明显处可稍密集性点刺，针数多少视皮损大小而定。

（2）火针结合拔罐：以患处局部为治疗部位，先在患处做常规消毒（可用无刺激的消毒药水对皮肤进行消毒，忌用碘酊及酒精等直接消毒患处）。

方法1：将中等火针烧至通红，迅速刺入皮损区内1～2分，留针2秒左右即出针。相距1.5厘米左右刺一针，针刺的多少视皮损区面积大小而定，最好在皮

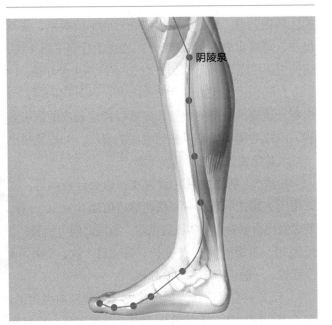

阴陵泉

① 施术前，应解除患者的恐惧心理，令其配合；② 点刺患部皮肤时，不宜过深，达真皮即可；③ 烧针时针尖一定要烧至发红、发白，进针要稳、准、快，以减轻患者痛苦，提高疗效；④ 术后应保护好创面，两三日

损区域内刺遍。针后即用火罐在针刺部位吸附，使其出血，每罐出血5~10毫升。初次治疗隔2日1次，病情缓解后隔3~5日治疗1次，5次为1个疗程。

方法2：以灼红的火针围刺一周，从外向内刺，一边刺一边更换针刺的位置，深度以到达表皮的深层为宜。治疗后局部拔罐以祛除表皮的湿气，一般能拔出一些淡黄色或者无色的组织间液。

方法3（刺络拔罐）：局部皮损以火针点刺后，立即用闪火罐法闪罐3~4次，然后留罐5~10分钟，使之吸出少量瘀血。实证宜重叩，留罐时间可稍长；虚证轻叩，留罐时间不宜过长。每4日1次，3次为1个疗程。一般治疗1~2个疗程。

［释义］中医学认为神经性皮炎主要以内因为主，多由于心绪烦扰，七情内伤，内生心火而致。初起皮疹较红，瘙痒较剧，病久则皮损肥厚，纹理粗重，呈苔藓化，使用火针治疗该病乃因火针刺激量较大，可较好地改善皮肤的苔藓化，使角质层变软。火针的软坚作用优于普通的毫针刺法。另外神经性皮炎多数都有情绪因素，属于中医肝郁脾虚者较多，脾虚则生湿，拔罐多次后便于排出湿浊，有助于促进表皮的新生。

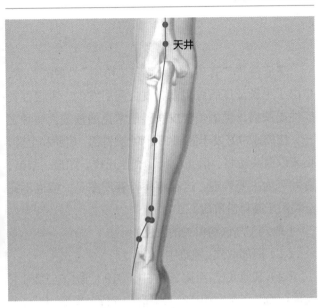

天井

内患处不得沾水；⑤ 本病多为本虚标实，应注意调整患者的睡眠和情绪障碍，情绪波动和精神紧张会导致本病复发；⑥ 避免感情冲动。热水烫洗、搔抓、摩擦、日光照射、多汗或其他机械和物理刺激可加重本病，应注意避免以上刺激因素。

36 痤 疮

痤疮俗称"青春痘",又名"粉刺""暗疮"等,是由于毛囊及皮脂腺阻塞、发炎所引发的一种慢性炎症性皮肤病,也是美容皮肤科最常见的损美性病种之一。痤疮通常好发于面部、颈部、胸背部、肩膀和上臂,临床以白头粉刺、黑头粉刺、炎性丘疹、脓疱、结节、囊肿等为主要表现。这种疾病青春期多见,但也不完全局限于某年龄阶段。

[取穴]与该病相关的穴位如下。

(1)局部取穴:痤疮中心。

(2)其他穴位:至阳、身柱(P319)、命门(P281)、大椎(P091)、肺俞(P121)、膈俞(P217)、胃俞(P271)、大肠俞(P111)、脾俞(P217)、肾俞(P271)。

(3)耳穴:肺、胃、神门、交感、内分泌、皮质下、子宫。

[操作]先用75%乙醇溶液常规消毒,将火针在酒精灯上将针尖烧红后,迅速点刺痤疮头部,用棉签轻挤痤疮内粉质或脓血样物。其他穴位用烧红的火针或电火针快速刺入上述穴位,深度根据体型胖瘦而定,

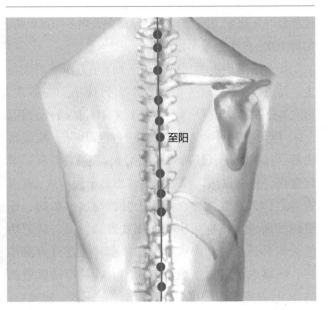

至阳

① 精神、心理因素很重要，患了痤疮不要悲观，要乐观自信，坚持积极、合理的治疗；② 饮食方面，要注意"四少一多"，即少吃辛辣食物（如辣椒、葱、蒜等），少吃油腻食物（如动物油、植物油等），少吃甜食（如糖类、咖啡类），少吃发物（如狗肉、羊肉等），适当多吃凉性

109

较胖者约 8 毫米, 瘦者约 4 毫米, 夏季天热多汗宜浅刺。每周 1 次, 3 次为 1 个疗程。

耳穴贴压用王不留行子放于 0.3 平方厘米的胶布上, 贴压在上述耳部穴位, 嘱患者每日按压 3 ~ 5 次, 每穴 3 分钟, 两耳轮换, 4 日交替 1 次, 10 日为 1 个疗程。

[释义] 中医学认为面鼻及胸背部属肺, 痤疮常由肺经风热阻于肌肤所致; 或因过食肥甘、油腻、辛辣食物, 脾胃蕴热, 湿热内生, 熏蒸于面而成; 或因青春之体, 血气方刚, 阳热上升, 与风寒相搏, 郁阻肌肤所致。痤疮虽生长在皮肤表面, 但与脏腑功能失调息息相关。中医学在临床上将痤疮分为湿热症、内毒血热症、血虚风燥症。火针具有祛腐透脓的作用, 痤疮之脓肿可以通过两种方法解决。初成脓, 以火针在顶尖刺一针, 深达根部。脓成未溃的, 可使火针刺入脓腔, 抽出脓液。

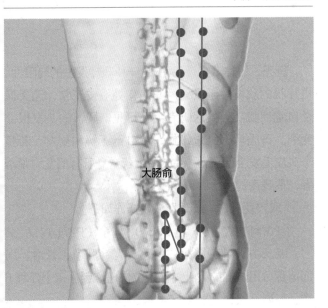

大肠俞

蔬菜、水果，以防过量后引起胃病；③ 生活方面，最好不吸烟，不喝酒及浓茶等，患者要少晒太阳，避免风沙，太冷、太热、太潮湿的场所也对痤疮不利；④ 红肿发炎期间，千万不要自行挤压，大多数情况严重的痘痕都跟当初的随意挤压有关。

37 斑 秃

斑秃，俗称"鬼剃头"，是一种骤然发生的局限性、斑片状的脱发性毛发病。其病变处头皮正常，无炎症及自觉症状。秃发区仍有毛孔可见，脱落的头发根部变细。斑秃病程经过缓慢，可自行缓解和复发。若整个头皮毛发全部脱落，称全秃；若全身所有毛发均脱落者，称普秃。

［取穴及操作］具体取穴及操作如下。

（1）阿是穴＋肝俞（P327）、肾俞（P271）

以三头火针刺阿是穴，单头火针肝俞、肾俞。局部消毒后用烧红的火针对准穴位快速点刺。每个疗程6次，每周3次，需要治疗4～5个疗程。

（2）阿是穴＋背俞穴

阿是穴：患者取坐位，常规消毒皮肤及火针，以速刺疾退法从脱发区边缘向脱发区中心密刺。每次选2～3处。

背俞穴：患者取俯卧位，消毒后用单头火针点刺。针后不作处理。每周治疗2次，一般使用火针1～2次之后可长出毳毛。

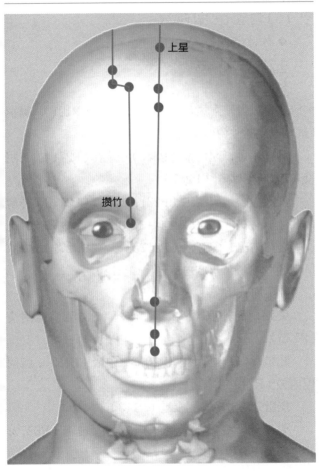

上星

攒竹

（3）阿是穴＋辨证取穴

◆ 体针疗法

主穴　脱发局部。

辨证配穴

血虚风燥，配风池（P119）、肺俞（P121）、膈俞（P217）、曲池（P093）、足三里（P137）。

肝肾不足，配肝俞（P327）、肾俞（P271）、三阴交（P135）、太溪（P287）。

气滞血瘀，配膻中（P231）、膈俞（P217）、肝俞（P327）、内关（P249）、血海（P087）、太冲（P261）。

湿热内蕴，配脾俞（P217）、胃俞（P271）、中脘（P133）、合谷（P083）、丰隆（P215）。

随症加减

失眠，配神庭（P195）、神门（P315）、三阴交（P135）。

眩晕耳鸣，配百会（P201）、中渚（P189）；胸闷配内关（P249）。

皮脂分泌过多，配上星（P113）。

头皮干燥脱屑，配膈俞（P217）、血海（P087）；头皮瘙痒配大椎（P091）。

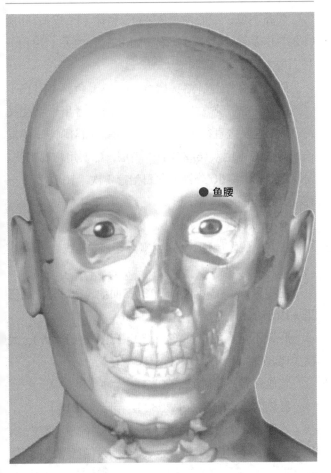

● 鱼腰

久秃不愈，配心俞（P325）、膈俞（P217）、肝俞（P327）、脾俞（P217）、肾俞（P271）、内关（P249）、足三里（P137）、三阴交（P135）。

眉毛脱落，配丝竹空、攒竹（P113）、鱼腰（P115）。

操作方法　脱发区直径小于3厘米者用十字交叉沿皮刺；脱发区直径大于3厘米者用四面对刺法；脱发面积更大者可用双层或多层围刺法，配穴用常规刺法。每次留针30～60分钟，隔日治疗1次，10次为1个疗程，疗程间隔5～7日。

◆ 皮肤针

主穴　脱发局部、夹脊穴胸$_1$至骶$_4$连线。

配穴

血虚风燥，配风池（P119）、曲池（P093）、足三里（P137）。

肝肾不足，配悬钟（P283）、三阴交（P135）、太溪（P287）。

气血瘀滞，配血海（P087）、太冲（P261）。

湿热内蕴，配合谷（P083）、丰隆（P215）。

病程在2个月内，配肺经少商至尺泽循行路线；病程在2～6个月者，配肝经大敦至曲泉循行路线；病程

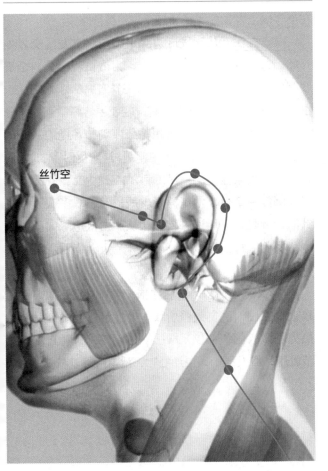

丝竹空

在半年以上者，配肾经涌泉至阴谷循行路线。

操作方法　从脱发区边缘斑秃与正常发区交界处开始，螺旋状向中心均匀叩刺，力度由轻至重，至皮肤有血液均匀渗出为止。然后沿夹脊穴胸1～骶4连线，由上至下反复叩刺10遍左右，轻或中等刺激强度。分型不明确者可根据病程选用循经叩刺，各经均从肢体远端向近端，沿循行路线均匀叩刺，遇穴位时多加叩刺，轻或中等刺激强度。隔日1刺，10次为1个疗程，疗程间隔5～7日。常规消毒皮肤，随之取多头火针烧针消毒针具，采用速刺疾退法从脱发区边缘向脱发区中心密刺。每次选取2～3处。余穴消毒后用单头火针点刺。

[释义]该病多因脏腑虚损，气血亏虚，血瘀毛窍致毛根空虚，毛发失养所致。火针治疗借烧红针身的热力刺激穴位和部位来增强人体阳气，鼓舞正气，调节脏腑，激发经气，温通经脉，活血行气，祛瘀生新。

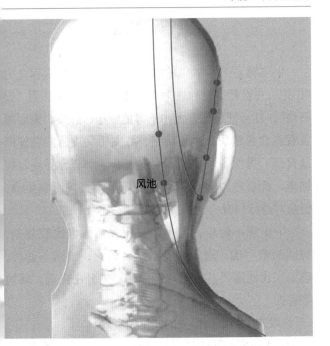

风池

①针后2日内勿洗患处，同时忌烟酒及辛辣、鱼腥食品；
②气血两虚的患者，在使用火针前，可先使用汤药补气；
③针后不作处理，若出血，待血自止。

38 牛皮癣

牛皮癣是一种常见的慢性皮肤病，中医学称之为"白疕"，古医籍亦有称之为"松皮癣"。西医学称为"银屑病"，其特征是出现大小不等的丘疹、红斑，表面覆盖着银白色鳞屑，边界清楚，好发于头皮、四肢伸侧及背部。男性多于女性。牛皮癣春冬季节容易复发或加重，而夏秋季多缓解。牛皮癣虽不直接影响生命，但是对身体和身心健康有直接影响。

牛皮癣不传染，但是牛皮癣发病原因比较复杂，病因尚未明确。近年来多数学者认为，该病与遗传、感染、代谢障碍、免疫功能障碍、内分泌失调，环境等有关。

［取穴］与该病相关的穴位如下。

（1）主穴：阿是穴。

（2）配穴：肺俞、风市（P123）、大椎（P091）、曲池（P093）、合谷（P083）、血海（P087）、三阴交（P135）、足三里（P137）。

［操作］一手持5支1寸普通针灸针，如梅花针状排列，用酒精灯烧红，迅速刺入皮损局部。临床操作

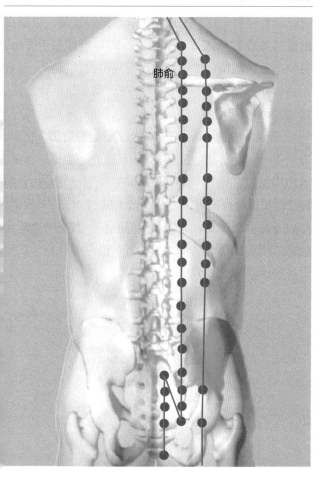

肺俞

时，针刺应刺至皮损基底部，针后迅速拔罐，以能拔出血性或淡黄色液体为宜，使针刺处毒邪易于排出，促使皮损区微循环加快，以改善局部血液循环，且有止痛作用，此为治疗之关键所在。隔5日治疗1次，10次为1个疗程。

　　[释义] 中医学认为情志内伤，气机壅滞，郁久化火，毒热伏于营血而发生银屑病，出现血热、血燥、血瘀，蕴积滞阻过多导致瘟毒发于肌肤。长年反复发作，病程迁延日久耗血伤精，肌肤失养，枯燥瘙痒，伤神失眠，摧残身体。火针又名"焠刺""燔针"，具有清热泻火解毒、生肌敛疮、祛风止痒、散结消肿等作用，采用火针治疗银屑病，疗效颇好。

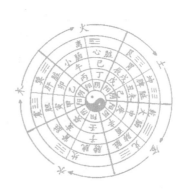

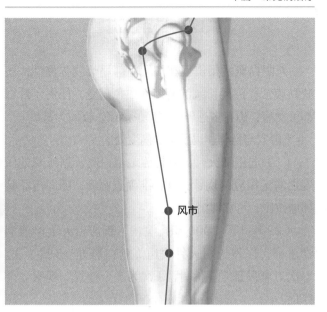

风市

① 注意针刺的层次应至皮损基底部，针后迅速拔罐能拔出血性或者淡黄色液体；② 为减少患者等待时的焦虑，可使用简易火针；③ 一般面部不用火针，在针刺后，局部呈现红晕或红肿未能完全消失时，则应避免洗浴，以防感染，针后局部发痒，不能用手挠抓，以防感染。

39 外阴白斑

外阴白斑是指出现在妇女阴部局灶或弥漫性，皮肤黏膜营养障碍所致的萎缩性白色病变。任何年龄组都可发病，患者多感外阴瘙痒或疼痛，夜间为甚。

[取穴与操作]局部皮肤病变处。

（1）选用细火针，将针体烧至白亮，据所刺的深度之需定相应的烧针长度，准确点刺后，随即用酒精棉球按压，可立即消痛。

（2）用1：1000苯扎溴铵（新洁尔灭）溶液消毒患部，以贺氏粗火针快速点刺白斑处。5日1次。每次点刺局部7～8针。4次为1个疗程。观察3个疗程。

[释义]中医学认为前阴为肾所司，肝经循行所过之处，肝为风木之脏，赖精血柔养，才能疏泄畅达，若肾脏虚弱，精血不足，肝气失畅不能达于前阴，以致局部气血不足，血不润肤，故可见局部干燥色白、阴痒等症。火针速刺属温通法，温通法促进了病灶局部的血液循环，增加了局部抵抗力，改善了营养状况，故火针疗法是治疗本病的有效方法之一。

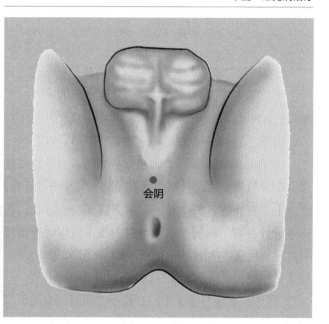

会阴

① 女阴应保持干燥清洁，白带多者应查明原因，进行有效治疗；② 灼刺火针 5 日内，针刺部位忌洗浴着水；③ 禁止搔抓，以减少刺激，防癌变；④ 月经期停止治疗，恐针者可施麻醉。

40 腋 臭

腋臭俗称"狐臭",是分布在体表皮肤如腋下、会阴、背上部位的大汗腺分泌物中产生并散发出的一种特殊难闻的气味。

[取穴]腋窝局部、极泉、少商（P095）。

[操作]常规消毒后，放血3～5滴。双手抱住枕骨以露出腋窝，用火针在极泉穴及极泉穴旁开0.8寸，上、下、左、右各刺1针，针后闪罐10～15次，留罐半分钟左右，以局部皮肤潮红为度，拔罐时针眼可有血及黄色液体渗出，用消毒干棉球擦干净，无须包扎。每7日治疗1次，3次为1个疗程，共治2个疗程。

[释义]本病与手少阴心经和手太阴肺经有关，因汗乃血之余，又为心之液；肺主一身之气，为清肃之脏，外合于皮毛，心液外溢，皮腠不宣，故心之液蕴久则化热而臭。肺主皮毛，取双侧少商点刺放血，泻肺经之热；极泉位于腋窝正中，为手少阴心经起点穴，故火针刺极泉穴加闪罐，可使汗液分泌归经，玄府开张宣散，腋臭得除。

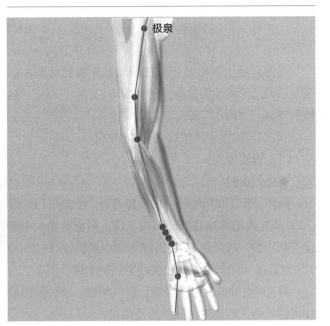

极泉

专家提示

① 治疗腋臭一般选择春秋两季；② 治疗中应严格消毒及无菌操作，针后禁水 3 日，以防感染；③ 注意个人卫生，保持腋窝部的干燥和清洁；④ 少做过量的运动，清淡饮食，保持生活规律，情绪稳定。

127

41 痔 疮

人体直肠末端黏膜下和肛管皮肤下静脉丛发生扩张和屈曲所形成的柔软静脉团称为痔，又名"痔疮""痔核""痔病""痔疾"等。

[取穴与操作] 具体取穴及操作如下。

（1）近端取穴

◆患处直刺

操作：患者取左侧卧位，屈膝弓背，显露肛门，用0.1%苯扎溴铵棉球将肛周消毒2次，根据肿物大小确定点刺针数。对直径1～1.5厘米的小肿物，点刺2～3针；对直径2厘米以上的较大肿物点刺十数针不等。

释义：火针通过温通经络、行气活血、消肿散结治疗炎性外痔，能迅速消除肿胀及疼痛。

◆痔周取穴

操作：常规消毒后，插入肛门镜，认准施术部位，将火针烧红，快速刺入施术部位。一般先在痔核上方（截石位），3点、7点、11点3个母痔上方的直肠上动脉区各刺1针，意在阻断痔内血的来路，然后根据痔核大小，在周围及痔核上刺数针，深度以有抵抗感为宜，

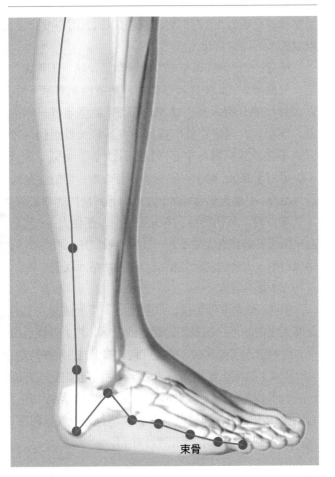

束骨

至黏膜基底层为止。有时针后血喷如注,此时不要止血,继续施术,待血自止为宜。

释义:火针治疗痔疮亦立足于辨证论治。①脾虚气陷,气血虚寒:此型患者多体瘦,痔疮性属寒凉下垂。以火针祛寒升提补虚。②湿热下注:此型患者一派热象,伴湿气,内痔伴肛门瘙痒等症。以火针温通治疗湿热下注,其机制与中药"甘温除大热"类似。火针不仅适用于寒证,对于火热毒邪亦有奇效,可温通经脉,行气活血,引动火热毒邪外出,从而起到清热解毒之效。③气滞血瘀,风伤肠络:风伤肠络型以便血为主;气滞血瘀型患者痔核涨大如枣,一针后血喷如注,恶血散尽,痔核自消。火针通过行气活血,通经活络而取效。

(2)远端取穴

操作:患者取仰卧位,取其上唇系带处龈交穴上的芝麻大小的滤泡。医者固定翻起的上唇,将火针烧至白亮,点刺滤泡或者就在穴位上点刺。如出血,常规消毒。

释义:临床上常见痔疮患者上唇系带或龈交穴有圆形或长形滤泡,以火针点刺该穴位(滤泡)治疗痔疮,有断源截流之功,通过调节督脉而调整患处气血阴阳,改善患处血液循环而起到治疗作用。

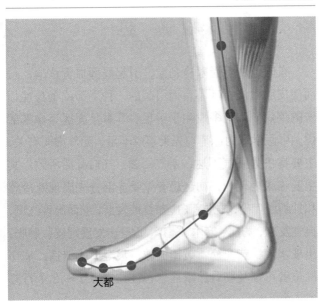

大都

专家提示

①注意饮食调节，不喝酒，不吃辛辣刺激的食物；②尽可能一次排完大便，定时排便且保持大便通畅；③穿着比较宽松、舒适的内裤；④应经常保持肛门周围的清洁；⑤用火针点刺时，要烧至白亮后再快速轻刺，点到为止，不可过深或过浅。

42 冻 疮

冻疮是由于受寒冷刺激，引起局部血管痉挛，从而使皮肤血液循环不良而引起的一种局部或全身性损伤的疾病。冻疮多发生于手足、耳鼻及面部等暴露部位。中医学认为冻疮与先天禀赋不足、元气虚弱有关，主要病机为阳气不达，寒气侵袭，气血凝滞所致。其主要临床表现为，初起患者觉受冻部分先出现寒冷感和针刺样疼痛，皮肤苍白、暗红或发紫，继而出现红斑，自觉发凉、灼痛、麻木、瘙痒，进一步发展则皮肤肿胀，出现水疱、紫血疱，破溃流脓，甚至形成溃疡，疮伤深重者可损及筋骨。重症患者往往需经 1 ～ 2 个月方能痊愈。

［取穴］中脘、气海、关元（P139）。

［操作］常规消毒后，将中粗火针在酒精灯上烧红后行缓刺法，中脘穴针刺深度控制在 5 分至 1 寸，气海、关元针刺深度控制在 5 分以内。可适当留针 1 ～ 15 分钟，三穴可交替针刺。出针后针孔用消毒敷料包扎。隔日针刺 1 次，治疗半个月。

［释义］火针可以借助火热，温壮元阳，可以经

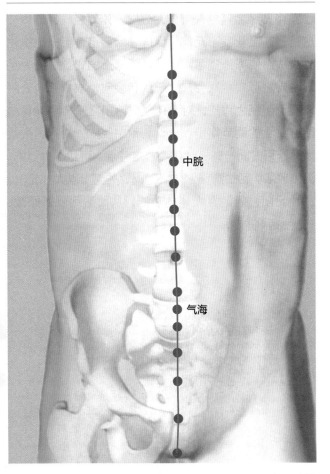

中脘

气海

腧穴将火热之气导入人体，激发人体的经气，鼓舞气血运行、温壮脏腑元气，促进肿结消退，新肉组织化生，从而使冻疮痊愈。中脘是任脉上的穴位，又为足阳明胃之募穴和八会穴之一的腑会穴，故中脘穴处阴经而汇阳经之精气，对人体气血阴阳之平衡和脾胃功能有重要的调节作用。火针刺治中脘穴，具有刺激量大、作用时间持久、针感深透之特点，可达益胃健脾、温经散寒、活血通络之效。气海、关元可以大补元气，温壮元阳，能激发人体的功能，从而达到驱寒保暖、祛腐生新的效果。

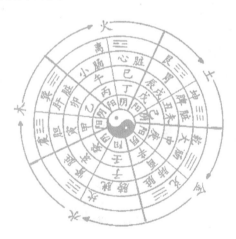

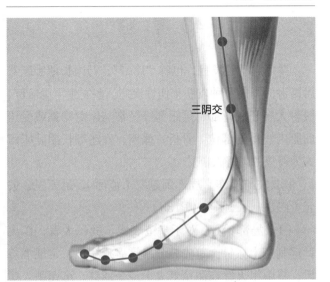

三阴交

① 做好患者的思想工作，解除其畏惧心理；② 习惯性冻疮患者宜在立冬前刺治1~2次，每周1次，做到防治结合；③ 严格掌握好针刺深度，针刺气海、关元时应排空尿液；④ 针孔用消毒敷料包扎，3日内禁止洗浴，以免感染；⑤ 糖尿病、凝血功能障碍者不宜采用；⑥ 患有心、肝、肾等严重器质性疾病者慎用。

43 褥 疮

褥疮属于并发症，也称"席疮"，乃因长期卧床着席蹭褥而得的一种皮肤损伤性疾病。多发生于尾骶部、股骨大转子、背部、足跟部等经常与床褥摩擦或受压而肌肉浅薄的部位。骨折、瘫痪、昏迷等长期卧床病人为褥疮的易患人群。

[取穴与操作] 局部阿是穴（疮面），足三里、关元（P139）、三阴交（P135）。

（1）局部治疗：对于褥疮表浅、面积大者，以火针焠刺疮上数针。首先充分暴露褥疮病灶，常规消毒后，将中粗火针在酒精灯火上烧令通红，迅速刺入病灶，深度 5 ~ 10 毫米，迅速拔针，均匀焠刺疮面数针，脓液渗出少者可不用纱布覆盖。治疗 1 次无明显变化者，3 日或 1 周后再行第 2 次治疗，因为火针术操作虽然快速，但术后的作用是持续的。对褥疮较深、开口小、形如烧瓶口者，不便直接使用火针刺治，因为深层组织不能暴露在外，不能确认疮内是否有神经、动脉，为安全起见，需配合手术用刀切开，显露疮底，再行火针刺治。

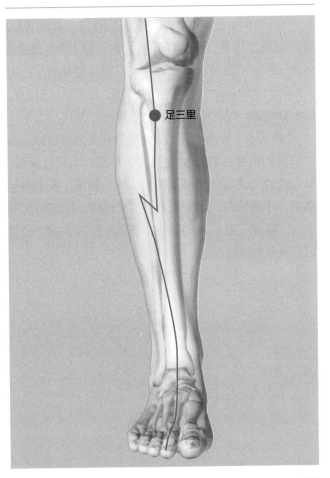

足三里

（2）整体治疗：如褥疮严重，时间长，或面积大，腐烂组织已脱落，或者经外科处理切除，组织缺如、形成凹陷、疮面枯白、贫血者，应配合整体治疗。可在局部治疗的基础上用火针缓刺关元、足三里、三阴交，以补益气血，促进疮面愈合。

［释义］火针为高温工具，是针和灸的结合体，具备针刺的机械性刺激和艾灸火热灼伤的温热性刺激，二者结合可使病灶逐渐变性、坏死、脱落，新生肉芽组织，生肌长肉，逐渐愈合，形成瘢痕，以起到化腐生新、温通气血、消散固结、疏通经络等作用，最后达到治愈的目的。

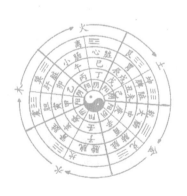

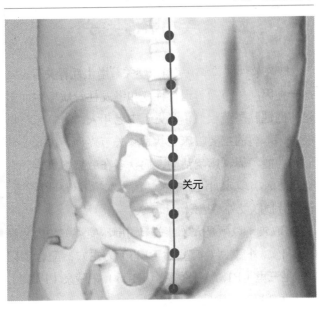

关元

① 及时发现，及早治疗；② 易患褥疮的病人要多辅助其翻动身体；③ 火针焠刺后，若渗出液较多，应用纱布包扎；④ 疮面感染较重者，应配合应用抗生素；⑤ 疮面较深者，应探查清楚，避免损伤神经及大血管；⑥ 患有心、肝、肾等严重器质性疾病者慎用。

44 膝关节骨性关节炎

膝关节骨性关节炎又称"膝关节增生性骨关节炎"，是一种因膝关节软骨退行性变和继发性骨质增生而引起的慢性膝关节疾病，多见于中老年人，为临床常见疾病。本病的主要临床症状是膝关节疼痛、肿胀、畸形和功能障碍，影响活动，症状多在劳累、负重、感受寒凉时出现或加重。中医学认为本病多与肝肾亏虚、长期劳损以及外感风寒湿邪有关。

[取穴]以阿是穴（膝关节周围压痛点）和内膝眼（P251）、外膝眼（犊鼻）（P185）为主穴，配合膝阳关、足三里（P137）、阴陵泉（P105）、阳陵泉（P153）、血海（P087）、梁丘（P143）。

[操作]取屈膝位，常规消毒，选用细火针，将针体、针尖烧至通红，快速在阿是穴和内外膝眼穴处散刺2～3针，而后选配穴2～3穴快速针刺。剩余的未被选取的穴位可再用毫针针刺，留针30分钟，平补平泻。膝关节有积液者可令其绷紧膝关节，用粗火针点刺膝眼后，可有血液或液体顺针孔流出，此时挤压穴周，令血液或液体自然流尽，再用干棉球压堵针孔。

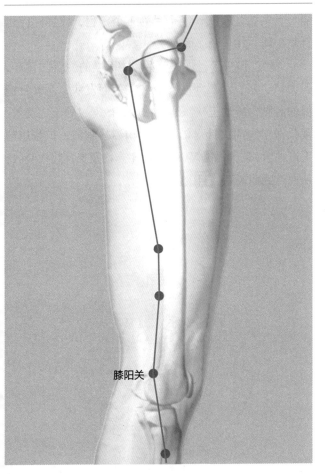

膝阳关

隔日针刺治疗 1 次，半个月为 1 个疗程，疗程间停止针刺 1 周，共 2 个疗程。

[释义]膝关节骨性关节炎属中医学的"痹证"范畴，多为风、寒、湿三邪侵袭流注关节而发病，而火针能温通经脉，鼓动正气以达到祛风、散寒、除湿之功效。现代医学表明火针可借助火力和温热刺激，扩张患部毛细血管，改善微循环，促进代谢产物及炎症物质吸收，从而达到消炎镇痛目的。

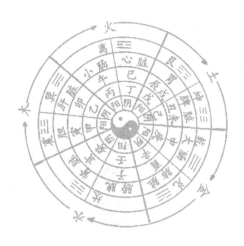

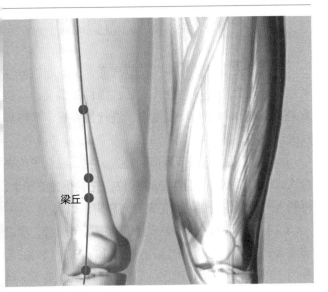

梁丘

专家提示

① 施针前要严格消毒所刺部位表面皮肤，针后嘱患者保持针孔清洁，针刺处 2 日内勿沾水，以防感染；② 深而速刺时，必须将针烧至白亮，否则不宜刺入；③ 施针时应避开大血管；④ 治疗期间应注意卧床休息，避免过度运动；⑤ 肥胖患者症状解除后应注意控制饮食，控制体重，以减轻膝关节的负重。

45 类风湿关节炎

类风湿关节炎是一种以关节病变为主的非特异性炎症，表现为全身多发性和对称性慢性关节炎，其特点是关节痛和肿胀，反复发作，进行性发展，最终导致关节破坏、强直和畸形。

［取穴］以患病关节局部阿是穴为主，配合华佗夹脊穴，同时根据辨证分型选取穴位。先刺小关节部位，再刺大关节部位，后刺华佗夹脊穴和辨证取穴。

（1）局部取穴：掌指关节及近端指关节痛者，多取前谷（P147）、后溪（P147）、二间、三间（P083）、液门（P193）、中渚（P189）、八邪（P189）等穴；足趾关节肿痛者多取大都（P131）、行间（P289）、内庭（P265）、束骨（P129）、八风（P191）等穴；腕关节肿痛者，多取阳溪、阳池（P189）、腕骨（P221）、大陵（P285）等穴；踝关节肿痛者多取解溪（P149）、中封（P331）、丘墟（P293）、商丘（P159）、昆仑（P163）等穴；肘关节肿痛者多选肘髎（P093）、曲池（P093）、手三里（P151）等穴；膝关节肿痛多取膝眼（P251）、梁丘（P143）、足三里（P137）、阳陵泉（P153）等穴。

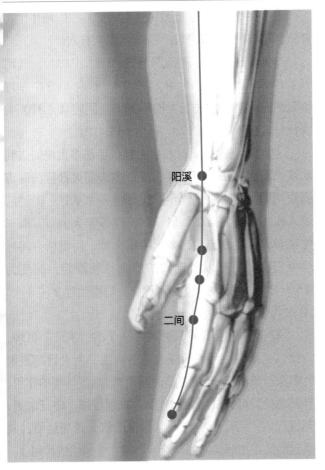

阳溪

二间

（2）夹脊穴取法：上肢肿痛主取 C_4 ~ T_3 段华佗夹脊穴，下肢肿痛主取 L_1 ~ L_5 段华佗夹脊穴。

（3）随证取穴：寒湿阻络选关元（P139）、气海（P133）；瘀血阻络选血海（P087）、膈俞（P217）；湿热阻络选曲池（P093）、大椎（P091）、阴陵泉（P105）；脾肾亏虚选脾俞（P217）、肾俞（P271）。

[操作] 选用细火针和中火针，手法多用浅而点刺法或深而速刺法。指趾等小关节多选细火针行浅而点刺法，用酒精灯将针烧至通红，深度多为 0.1 ~ 0.5 寸，速入疾出，浅而点刺。肘、膝、踝等较大关节，取华佗夹脊穴，随证选穴，多用中粗火针，用酒精灯将针烧至白亮，角度以所选穴的解剖结构而定，深度为 0.5 ~ 2 寸，深而速刺，速刺速出。每周治疗 2 ~ 3 次，10 次为 1 个疗程。

[释义] 类风湿关节炎属中医学的"痹证"范畴，治疗以温阳、除湿、活血、通络为主。而火针疗法集针刺法与灸法于一体，具有温阳散寒、通经活络的作用。针刺患处局部穴位可调和气血，疏通经络。审证求因，随证取穴，可配合夹脊穴以振奋阳气，疏通经络，共同起到扶正祛邪、温阳、除湿、活血、通络的作用。

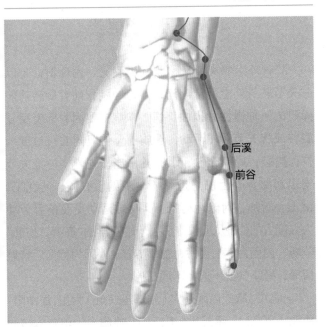

后溪

前谷

① 尽量在疾病早期治疗，越早效果越好；② 夹脊穴和腹部、背部其他穴位要把握好针刺深度，切忌损伤内脏器官；③ 针刺部位严格消毒，治疗当日不要接触水；④ 开始时不要剧烈活动，逐渐加大活动量；⑤ 尽量预防感冒。

46 肱骨外上髁炎

肱骨外上髁炎，又称肱桡滑囊炎、网球肘，是以肘关节肱骨外上髁部疼痛，伴有伸腕和前臂旋转功能障碍的一种慢性劳损性疾病。本病主要因为前臂反复旋转或腕关节伸屈活动，造成前臂伸肌附着点过度牵拉、撕裂，局部充血、水肿及粘连，刺激桡神经关节支引起肱骨外上髁附近疼痛。多见于石匠、砖瓦工、钳工、厨师、网球运动员、乒乓球运动员及前臂劳动力强度大的作业人员。本病属于中医学的"筋痹""伤筋"范畴，内因为气血虚亏，血不养筋；外因为劳伤后瘀血留滞，经络气血不通，不通则痛。

［取穴］取穴以阿是穴（局部压痛点）为主，配冲阳、曲池（P093）、手三里（P151）。冲阳穴为治疗本病的要穴，具有特异性。

［操作］在施针部位严格消毒，先用 2 寸毫针针刺冲阳、曲池、手三里，提插捻转强刺激后留针 20 ～ 30分钟。之后，嘱患者伸屈肘关节 80°～ 130° 或旋后位，医者以患者肱骨外上髁为中心，寻找压痛点，摸清压痛点处的结节或条索状等阳性反应点即为治疗点。

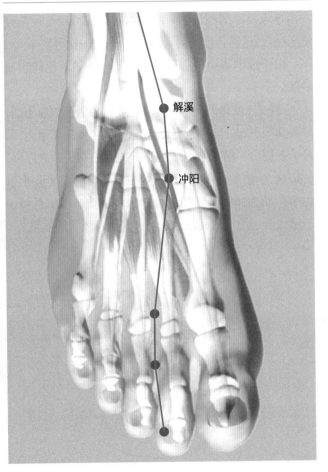

解溪

冲阳

在治疗点及其周围消毒，用中粗火针在酒精灯火焰处烧至亮白,迅速将针尖刺入治疗点,每烧一次可刺 1 ~ 2 下。用干燥消毒过的棉球按压针孔 3 分钟，以防出血肿胀。

　　[释义]肱骨外上髁炎疼痛主要是由肘部气血不通，筋失濡润引起，治疗当温经通脉，活血舒筋。《素问·调经论》提出"病在肉，调之以分肉;病在经，调之以经"的以痛为腧法，采用阿是穴为主穴治疗。肱骨外上髁为手阳明大肠经走行的部位，针刺曲池、手三里可以疏通大肠经的气血，从而达到"通则不痛"的效果。

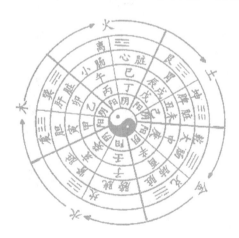

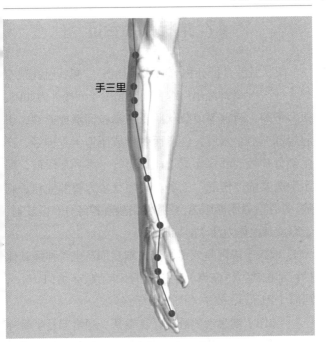

手三里

① 严格消毒，针后 2 日内禁止洗澡，忌辛辣饮食；
② 治疗期间要限制腕肘关节的活动，尤其是限制握拳伸腕动作。

47 梨状肌综合征

梨状肌综合征亦称"梨状肌损伤""梨状肌孔狭窄综合征""坐骨神经出口综合征",是由于间接外力如闪、扭、下蹲、跨越等使梨状肌受到牵拉而造成撕裂,引起局部充血、水肿、痉挛而刺激或压迫坐骨神经,产生坐骨神经局部疼痛或功能障碍等一系列症候群,属于中医学的"伤筋"范畴。其症状多为臀部钝痛、刺痛,并伴有紧困酸胀感,疼痛常沿坐骨神经分布区放射,走路或其他体力活动时加剧。

[取穴] 以阿是穴(臀部、腘窝部及坐骨神经其他循行部位典型压痛点)为主,配合阳陵泉、环跳(P155)、居髎(P155)、委中(P181)等经穴。

[操作] 嘱患者侧卧位,在臀部、腘窝部及坐骨神经其他循行部位寻按典型压痛点4~5个,并交替取环跳、居髎、阳陵泉、委中等经穴2个,充分暴露治疗部位,常规消毒后,用2寸中粗火针,在酒精灯上烧至针体白亮时,对准穴位,快速刺入,迅速出针,针刺深度依治疗部位而定,出针后持消毒棉球速压于针孔。嘱患者火针的穴位2日内不能浴水搓揉。隔日

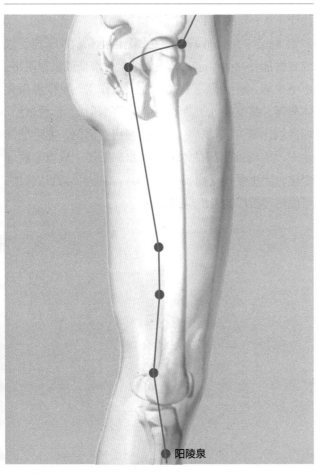

阳陵泉

治疗1次，5次为1个疗程。

[释义] 梨状肌综合征主要是因为梨状肌牵拉受损或者臀部受凉而引起，其主要病机是瘀血或风寒阻络，不通则痛，火针以其针和灸的双重作用，可以温振人体阳气，激发经气，疏通经络，行气活血，消肿散结。现代临床研究表明，用火针刺激病变部位，能迅速消除或改善局部组织的水肿、充血、粘连、缺血等病理变化，促进慢性炎症吸收，而且炽热的针体直达病灶，可使粘连板滞的组织得到松解。

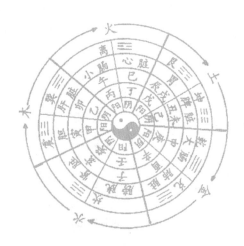

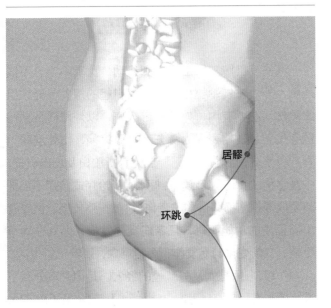

居髎

环跳

① 嘱患者治疗期间减少活动，卧床休息，注意保暖；② 治疗 2 日内穴位处不能浴水搓揉；③ 患有心、肝、肾等严重器质性疾病者慎用；④ 若病程较长，患处已形成较重瘢痕粘连或有骨痂压迫、神经行径变异，非手术治疗难以取效者，则要寻求手术治疗。

155

48 踝关节扭伤

踝关节扭伤是指由于剧烈运动、负重不当、不慎跌倒、外力过度牵拉扭转等原因引起的踝关节处软组织损伤。主要有内、外踝韧带损伤，以外踝韧带损伤最常见。急性期表现为踝关节肿胀疼痛，伤处皮肤见青紫色瘀斑，活动受限，一般无骨折脱臼及皮肉破损，中医学称"新伤"。若急性期延误了治疗或治疗不当则转变成慢性伤筋，俗称"老伤"，虽按痛较轻，但伴有不同程度的功能障碍，且老伤反复发作，尤其在季节更替、气候变化时易发作，久治难愈，影响正常生活。

〔取穴〕阿是穴及关节处的经穴。足内翻取外踝下方和前下方压痛点，另取申脉、金门、阳陵泉（P153）、昆仑（P163）、丘墟（P293）、足临泣（P293）；足外翻取内踝下方压痛点及照海（P273）、太溪（P287）、然谷（P287）、商丘（P159）。以阿是穴为主，每次选取5～6穴。

〔操作〕常规消毒所选治疗穴位，选用中粗火针，一手持针，在酒精灯处的外焰将火针烧至红白，迅速刺入选好的腧穴2～3毫米，然后迅速拔出，每穴点

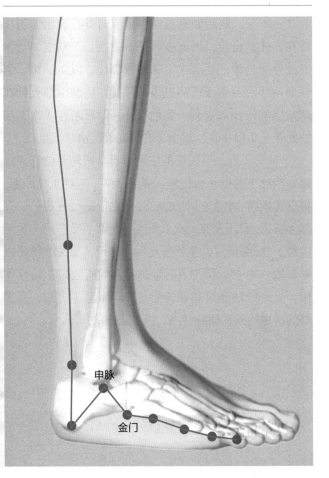

申脉

金门

刺 3 ～ 4 下。刺后如有血性渗出液自针孔流出，勿按针孔，任其自止，出血多时及时更换足下软纸，待渗出液停止外渗，要再次消毒治疗部位，以防感染。急性期治疗时若肿胀已消退得较明显，可改用细火针在疼痛区域行浅部点刺。急性期 2 ～ 3 日治疗 1 次，慢性期 5 ～ 7 日 1 次，根据患者情况确定治疗次数。

[释义] 踝关节扭伤的主要病机是扭伤部位气滞血瘀，治疗主要以活血化瘀、通经活络、消肿止痛为主。根据《素问·调经论》"病在筋，调之以筋"，在患处"以痛为腧"，取压痛点行火针针刺除瘀血；又根据《黄帝内经》"经络所过，主治所及"的理论，踝关节扭伤以局部取穴为主，踝关节附近的经穴均有较好的治疗作用。火针疗法通过其独特的"开门驱邪"之法，有很好的活血化瘀、通经活络、消肿止痛的作用。

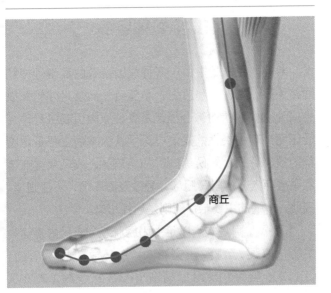

商丘

① 本症急性扭伤期要停止活动，尽量避免患肢长时间下垂；瘀肿疼痛缓解时，可逐渐练习踝关节内翻、外翻、跖屈、背伸等活动，以预防踝关节软组织粘连，促进其关节功能恢复；② 初愈时注意踝部保暖，不可剧烈运动，避免重复扭伤；③ 火针治疗后 5 日内不宜着水，防止针孔感染，禁食鱼腥、生冷。

49 坐骨神经痛

坐骨神经痛是指由于多种病因所致的沿坐骨神经通路（腰、臀、大腿后侧、小腿后外侧及足外侧）以疼痛为主要症状的综合征，是各种原因引起坐骨神经受压而出现的炎性病变。中医学认为本病主要是由腰部闪挫、劳损、外伤等原因损伤筋脉，或风寒湿热诸邪乘虚而入，痹阻腰腿部，导致经脉不通，不通则痛。因此，本病的主要治疗原则是通经止痛。

［取穴］阿是穴。以足太阳膀胱经分布区内疼痛为主者，取腰$_4$至腰$_5$段夹脊穴、白环俞、上髎、昆仑（P163）、腰俞（P173）、肾俞（P271）、次髎（P329）、秩边（P183）、承扶（P181）、委中（P181）、承山（P213）等足太阳膀胱经上穴位；以足少阳胆经分布区域疼痛为主者，取环跳（P155）、风市（P123）、阳陵泉（P153）、绝骨（P283）、丘墟（P293）等足少阳胆经穴位。阿是穴每次取 4～5 个，经穴取 2 个，交替进行。

［操作］嘱患者取侧卧位，患腿在上，医者在坐骨神经循经区域寻按确定压痛点，并做下标记。充分暴露治疗点，常规消毒，将中粗火针在酒精灯外焰处烧

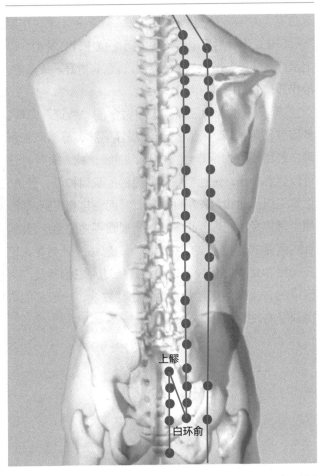

上髎

白环俞

至白亮，对准穴位速刺疾出，每穴针 3 ~ 4 次，深度 3 ~ 5 分，出针后用消毒干棉球迅速按压针孔片刻。以上治疗 2 日一次，5 次为 1 个疗程，直至病情好转或痊愈，治疗部位 5 日内不宜着水。

[释义] 坐骨神经痛属于中医学的"痹证"范畴，多因劳伤闪挫或风寒湿热诸邪浸淫筋脉，导致气血凝滞，经络不通，治疗当行气血，通经止痛。火针疗法可以驱邪外出，疏通经络，使局部的肌肉神经、经络、血管组织代谢和营养得到改善，从而使疼痛得到消除，使坐骨神经功能恢复正常，达到通则不痛的治疗目的。针刺阿是穴遵循了"以痛为腧"的思想，针刺足太阳膀胱经和足少阳胆经是以"经穴所过，主治所及"为指导的。火针治疗坐骨神经痛，疗效快，一般都能取得较好的效果。

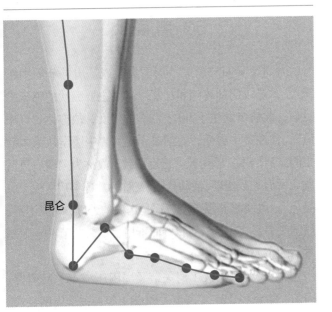

昆仑

① 本病急性期应卧床休息，好转时可结合适当的运动；
② 下肢、腰部均须保暖，避免空调或电扇直吹；③ 火
针治疗后 5 日内不宜着水，以防止针孔感染，禁食鱼
腥、生冷；④ 有凝血功能障碍者最好不要采用火针疗法；
⑤ 患有心、肝、肾等严重器质性疾病者慎用。

50 肩周炎

肩周炎又叫"肩关节周围炎"或"肩关节周围组织炎"，是以肩部疼痛和功能障碍为主要症状的临床常见病。此病多发生于 50 岁左右的男女，故亦称"五十肩"，女性多于男性，右肩多于左肩。中医学认为本病主因露肩当风，感受风寒湿邪所致，故称为"漏肩风"；发病后肩关节僵硬，活动受限，又称为"冻结肩"或"肩凝症"。风寒湿邪侵袭、劳损是本病的外因；气血不足、筋脉失养是其内因；筋脉痿而不用，日久关节粘连则是本病的主要病机。

［取穴］阿是穴（肩关节及周围压痛点）及肩髎、肩前、肩髃（P167）、肩贞（P169）等肩关节周围经穴。

［操作］嘱患者取正坐位，最大限度地使患者的上肢被动做内旋、外旋、外展、后伸动作，医者的另一手同时在肩关节处及周围组织寻按压痛点，同时任选肩关节周围经穴 2 个。在所选穴位常规消毒，将中粗火针在酒精灯外焰上烧至白亮，迅速进针，迅速出针，不留针。一般进针 0.3 ~ 0.5 寸，角度依解剖位置而定，每穴 1 ~ 2 针。出针后迅速用消毒干棉球按压针孔片刻。

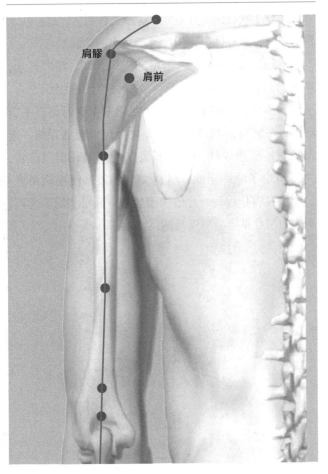

肩髎

肩前

隔日治疗1次，5次为1个疗程。火针刺后，局部注意勿感风寒，注意休息，但可进行适当的功能锻炼。

［释义］肩周炎是由于肩部受风、寒、湿邪侵袭，外伤、劳损或退行性病变导致肩关节周围组织充血、水肿、渗出，持续的肌紧张、肌痉挛，继而出现关节粘连，导致疼痛和功能障碍。火针可以温通经络，散寒祛湿，疏通经气，使局部组织的微循环得以改善，故而起到了消肿止痛、滑利关节之效，使疾病得愈。此疗法具有疗程短、疗效快而显著、简单实用等优点，不失为治疗粘连型肩周炎的良方。

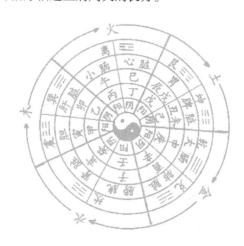

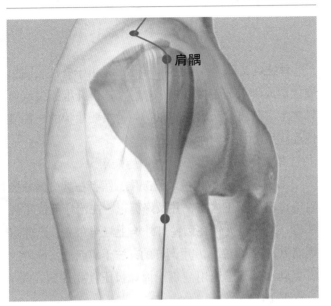

肩髃

① 关节局部有红、肿、热象者勿用此法；② 行火针时避开血管神经，动作快而准；③ 严格消毒，治疗期间忌食生冷辛辣，针刺 3 日后才能洗浴；④ 治疗期间注意保护肩部，避免受寒；⑤ 治疗期间要让患者适当活动或强迫运动。

51 棘突炎

棘突炎又称"棘上韧带损伤",是由于脊柱长期屈曲位造成棘上韧带慢性损伤,发生韧带纤维撕裂或自棘突上"剥离"而出现的以疼痛为主要症状的一种慢性疾病,属中医学的"痹证"范畴。

[取穴] 阿是穴。

[操作] 患者取坐位或俯卧位,医者在其患病棘突附近按压寻找压痛点,并做好标记。在治疗部位常规消毒,取中粗火针在酒精灯外焰上烧至白亮,迅速点刺痛点,立即出针,并用同样的方法于痛点上、下、左、右点刺4针,迅速用消毒干棉球按压针孔片刻。隔7日点刺1次。

[释义]《素问·痹论》记载:"痹者,闭也,血气凝滞不行也。"本病病因主要是由于慢性损伤外加风寒湿邪侵袭,导致气血闭阻经脉而发病。用火针局部点刺,借助烧红针身的热力,以达到温通经络、祛寒散结、活血行气的作用,从而达到"通则不痛"的效果。

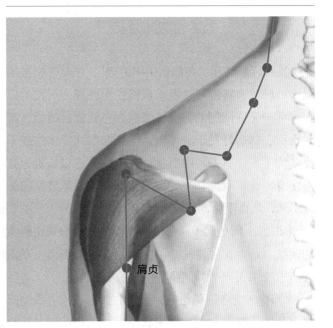

肩贞

① 嘱患者近 2 日保持创面干燥、清洁，禁止洗澡，以防感染；② 治疗期间尽可能避免弯腰屈背动作，注意保暖，避免受寒；③ 若针刺后局部皮肤出现灼热、发红、瘙痒等现象，一般不需特殊处理，约 1 周后便会自行消失。

52 腰肌劳损

腰肌劳损又称"腰部软组织劳损",主要是指腰部肌肉、筋膜、韧带等软组织累积性慢性损伤所致的以腰背部一侧或两侧的弥漫性疼痛为主要症状的慢性腰部疾病。本病好发于成年人,与长期在固定体位或不良姿势下工作有关。中医学认为本病的主要病机为劳倦伤肾,肾气亏虚,外受风寒湿邪侵袭,导致腰部经脉不通,气血阻滞,不通则痛。

[取穴]阿是穴(局部痛点或慢性软组织损伤形成的硬结、条索状物处)、腰夹脊 1 ~ 5、大肠俞、双侧肾俞(P271),配穴可酌取腰阳关(P173)。

[操作]患者取俯卧位,医者在腰部按压寻找局部痛点及皮下深部硬结、条索状物,并做好标记。在治疗部位常规消毒,取中粗火针在酒精灯外焰上烧至白亮,迅速点刺所选治疗部位,立即出针,其中针刺阿是穴要深达发生粘连变性的筋结部位,每穴 1 ~ 3 针,其他穴每穴 1 针,出针后迅速用消毒干棉球按压针孔片刻。每次治疗取穴不超过 10 个,每周治疗 2 次。

[释义]腰痛属于中医学的"痹证"范畴,起因大

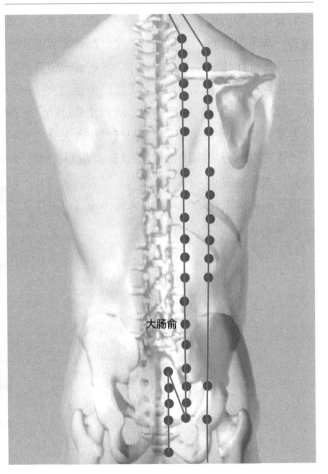

大肠俞

多为肾虚或劳倦调护不慎，又受风、寒、湿之邪乘虚侵袭，痹阻于血脉，引起经脉失荣、筋骨失养而成为痹证。火针疗法通过加热的针体，经过腧穴传导将火热直接导入人体，即以外来之火资助内生之火——阳气，故有温经通络、祛风除湿、活血止痛之功。腰阳关为督脉穴位，督脉督一身之阳气，配合夹脊穴和局部阿是穴，具有温煦阳气、激发经气、疏散邪气的功效，肾俞、大肠俞为足太阳膀胱经穴，又为背俞穴，可以补助肾阳，温暖肾之府。故而火针上述穴位治疗腰肌劳损取效迅捷，疗效卓著。

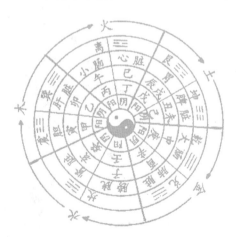

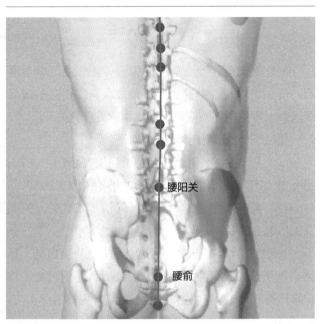

腰阳关

腰俞

① 严格消毒,治疗后3日内针刺部位不能沾水,以防感染,忌生冷、辛辣饮食;② 治疗期间注意休息,不要过多走动,减轻膝关节的负担;③ 注意膝关节的防护,避免物理损伤或寒冷刺激。

53 髌骨软化

髌骨软化症是髌骨软骨面因慢性损伤后,软骨肿胀、侵蚀、龟裂、破碎、脱落,最后与之相对的股骨髁软骨也发生相同改变,而形成髌股关节骨关节病。

[取穴] 与该病相关的穴位如下。

(1)主穴:伏兔、阴市、梁丘(P143)、血海(P087)、足三里(P137)、阳陵泉(P153)、阴陵泉(P105)。

(2)配穴:中脘(P133)、气海(P133)、关元(P139)。

[操作] 消毒相应穴位,将中粗火针烧至白亮,迅速点刺所选穴位,立即出针,出针后迅速用消毒干棉球按压针孔片刻,先刺主穴,后刺配穴。隔日治疗1次,10日为1个疗程。

[释义] 本病主要病机为慢性劳损或风寒湿邪侵袭,致使膝关节气血失濡或气血不通,经脉阻滞不行,不通则痛。膝关节为足阳明胃经和足太阴脾经所过,火针针刺此两经位于膝关节周围的穴位,可以疏通经气,通络止痛,针刺气海、关元、中脘,起到补助正气、补益气血的作用,使膝关节血脉得充。

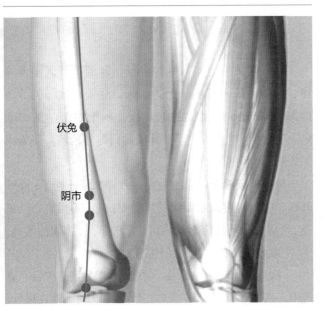

伏兔

阴市

① 严格消毒,治疗后3日内针刺部位不能沾水,以防感染,忌生冷辛辣饮食;② 治疗期间注意休息,不要给腰部增加过多的负担;③ 针刺要有一定的深度,依个体背部肌肉的丰满度而定,仅点刺皮肤则效果差;④ 应注意区分痹证的类型,若是热痹,则不能使用火针治疗。

54 颞下颌关节紊乱

颞下颌关节功能紊乱综合征指颞颌关节区出现疼痛、弹响、肌肉酸痛、乏力、张口受限、颞颌关节功能障碍等一系列症状的综合征，属于中医学的"颌痛""颊痛""口噤不开""牙关脱臼"等范畴。多为单侧患病，也可双侧同病。

风寒外袭面颊，寒主收引，致局部经筋拘急；面颊外伤，张口过度，致颞颌关节受损；先天不足、肾气不充、牙关发育不良等因素均可使牙关不利，弹响而酸痛。

［取穴］下关、颧髎（P179）。

［操作］患者坐位仰头，常规消毒后，用细火针（直径0.5毫米）在酒精灯上烧红后直接点刺。垂直进针，每穴点刺3下，深度控制在5毫米内，不留针。初发病者每日1次，病程长者隔日1次。

［释义］下关、颧髎两穴均为局部近取，可疏通面部经气，是治疗颞颌关节病变的主穴。火针通过其温热效应，促进血液循环，松弛局部肌肉，解除肌肉痉挛，松解颞颌关节周围粘连，改善韧带、关节囊、髁状突之间的功能活动，以利于三者之间结构关系的恢

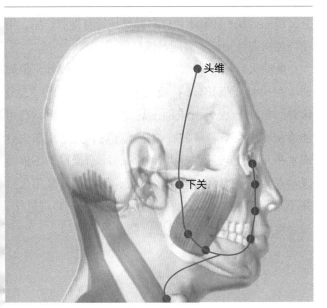

① 先天性颞颌关节发育不良者，应避免下颌关节的过度活动，若韧带松弛而发生关节半脱位时，应适当限制下颌骨的过度运动，全脱位者应首先复位，否则火针难以奏效；② 治疗期间不吃干硬的食物，以避免下颌关节的

复，消除症状；且温热效应对感觉神经有抑制作用，可使神经兴奋性降低，有明显镇痛作用。

虽然火针治疗颞颌关节功能紊乱疗效较好，但面部应用火针要慎重。《针灸大成·火针》指出："人身诸处，皆可行火针，唯面上忌之。"火针刺后，有可能遗留有小瘢痕。目前在临床操作时，宜选用细火针或者采用普通毫针代替火针浅刺，小心操作，不但可以治疗疾病，而且不会出现瘢痕，因此面部禁用火针并不是绝对的。但必须要掌握针刺要点，即进针快，减轻疼痛，病变部位要对准，持针要稳。

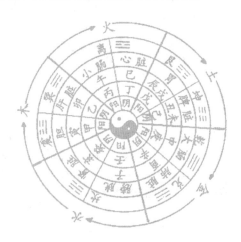

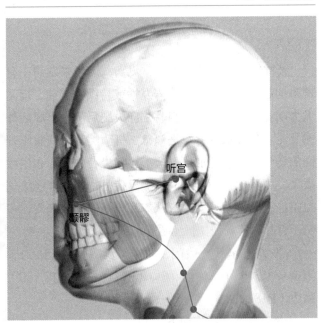

进一步损伤；③刺后防止针孔感染，若针孔或局部皮肤发痒、红肿甚至出现脓点，则不可用手搔抓，以防感染，可保持局部清洁，1周内以上现象会自行消失；④避免风寒侵袭，平时可自我按摩，增强颞颌关节抵御外邪的能力。

55 腰椎间盘突出症

腰椎间盘突出症是临床常见病，近年来发病率有增多的趋势。主要表现为阵发性或持续性窜痛，夜间尤为明显，疼痛部位多自臀部向大腿后侧、小腿后外侧及足背外侧放射。每遇咳嗽、打喷嚏等易使腹压升高的动作时，疼痛加剧，严重影响患者的工作和生活质量。中医学认为腰椎间盘突出症是由于局部经络气血阻滞，脉络不通而致。从本症疼痛的部位来看，多位于督脉，膀胱经及胆经循行的部位。

［取穴］承扶、殷门、委中、双侧肾俞（P271）、阳陵泉（P153）、双侧大肠俞（P111）、环跳（P155）、秩边（P183）。

［操作］具体操作如下。

（1）肾俞、大肠俞、委中、阳陵泉：取中粗火针（直径1毫米）在酒精灯上烧红后直接点刺。每侧点刺3下，深度控制在1厘米内，不留针。

（2）秩边、环跳、承扶、殷门：取中粗火针（直径1毫米）在酒精灯上烧红后直接点刺。每侧点刺3下，深度控制在2厘米内，不留针。

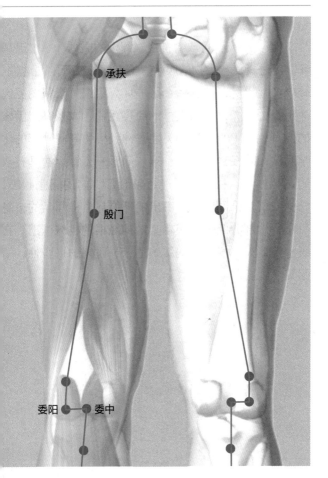

承扶

殷门

委阳 委中

隔日治疗 1 次。

［释义］火针可改善神经根周围的微循环及淋巴循环，促进炎症渗出物的吸收，抑制病灶血管的通透性、减轻炎症水肿，控制病灶区的坏死组织，限制炎症肉芽组织的生长，提高人体的免疫功能，减轻突出髓核的自身免疫刺激，消除炎症对神经根和脊髓硬膜的化学刺激，减轻神经根的粘连。同时，火针疗法具有双向调节作用，在急性期能缓解腰部肌肉的紧张状态，松弛或增宽椎间盘，使膨出的纤维环借椎间盘的自身负压得以部分回纳，减轻其对神经根的机械压迫。在缓解期，火针能提高弛缓的韧带、肌肉的兴奋性，增强其修复能力。

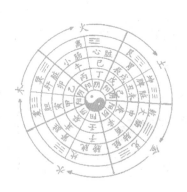

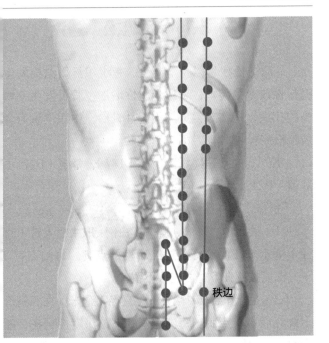

秩边

①治疗期间患部应注意保暖，避免寒湿；②及早发现，及早治疗；③针后清淡饮食，禁止擦洗针孔以防感染；④有心、肝、肾等脏腑严重疾病的患者要慎用此法。

56 骨质疏松

骨质疏松症是以骨量减少、骨组织显微结构发生退行性改变为特征，导致骨脆性增加及骨折发生率增高的疾病，是临床常见的代谢性骨病。中医学认为骨质疏松症属"骨痿""骨痹"范畴。

［取穴］足三里、关元俞（P187）、肾俞（P271）、脾俞（P217）、命门（P281）。

［操作］具体操作如下。

（1）关元俞、肾俞、脾俞、命门：取中粗火针（直径1毫米）在酒精灯上烧红后直接点刺。每侧点刺3下，深度控制在5毫米内，不留针。

（2）足三里：取中粗火针（直径1毫米）在酒精灯上烧红后直接点刺。每侧点刺3下，深度控制在2厘米内，不留针。

隔日治疗1次。

［释义］肾藏精、主骨、生髓，藏真阴而寓元阳，为先天之本，肾在骨的生长发育、骨的强壮及其发生病变等方面都起主要作用。脾为后天之本，肾、脾二者相互滋生，相互为用，故本病亦与脾虚关系密切。

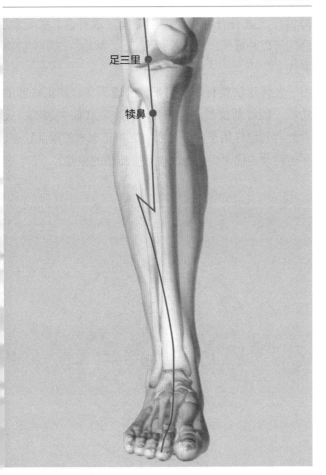

足三里

犊鼻

故治疗上宜补肾壮骨，温阳健脾。取肾俞、关元俞、命门等以补肾气，壮筋骨；足三里、脾俞、三阴交健脾补气。

火针疗法具有调和阴阳、补虚泻实、扶正祛邪的功能，能够调整和改善脏腑功能。现代研究表明，火针能有效地作用于内分泌系统，纠正激素的紊乱状态，平衡钙磷的代谢，从而改善骨质疏松的程度。

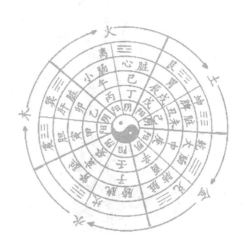

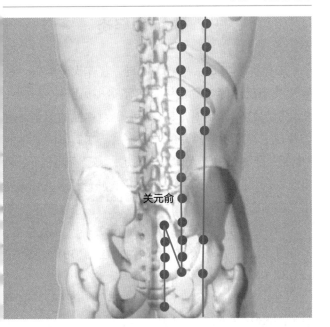

关元俞

专家提示

①骨质疏松临床长期治疗的目的是减缓骨量的损失，这是一个缓慢而艰难的过程，患者应坚持治疗；②及早发现，及早治疗；③针后清淡饮食，禁止擦洗针孔以防感染；④有心、肝、肾等脏腑严重疾病的患者要慎用此法。

57 末梢神经炎

末梢神经炎是由感染、中毒、营养代谢障碍、过敏及变态反应等多种原因损害了诸多周围神经末梢，从而引起肢体远端（尤其是下肢）对称性的感觉、运动及自主神经功能障碍的一种疾病。本病属中医学的"痿证"范畴。由于人体正气不足，感受湿热毒邪；脾胃虚弱，气血生化不足；久病体虚，肝肾亏虚，筋脉失于气血的濡养所致。

［取穴］与该病相关的穴位如下。

（1）上肢：外关、八邪、曲池（P093）、合谷（P083）。

（2）下肢：足三里（P137）、丰隆（P215）、阳陵泉（P153）、八风（P191）。

［操作］具体操作如下。

（1）合谷：取细火针（直径0.5毫米）点刺1下，深度控制在5毫米内，不留针。

（2）外关、曲池、足三里、丰隆、阳陵泉：取中粗火针（直径1毫米）在酒精灯上烧红后直接点刺。每侧点刺3下，深度控制在2厘米内，不留针。

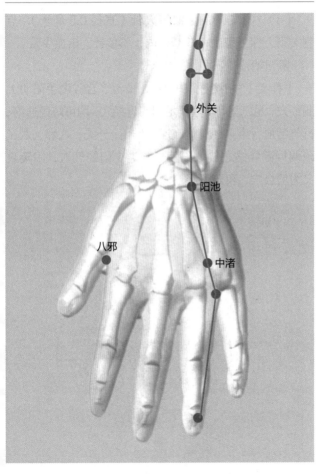

八邪

外关

阳池

中渚

（3）八邪、八风：取细火针（直径0.5毫米），点刺1下，深度控制在5毫米内，不留针，出血少量。

隔日治疗1次。

［释义］"治痿独取阳明"，曲池、合谷属手阳明大肠经穴，足三里、丰隆属足阳明胃经穴，均可疏经通络、行气活血，丰隆还有化痰通络作用；外关、八邪、八风疏调局部经络之气，阳陵泉疏通少阳经气血，阳陵泉又为筋会穴，可疏调经筋。

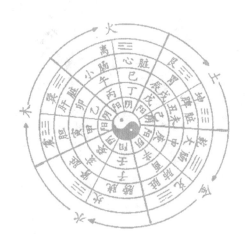

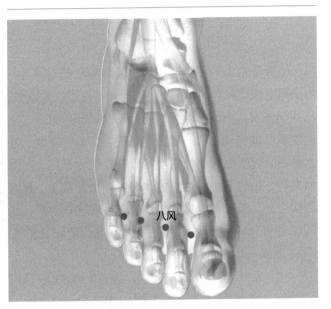

八风

专家提示

①火针治疗本病有较好的疗效，但疗程较长；②本病在急性期应注意休息，饮食应富于营养和易于消化；③本病可出现肢体瘫痪，卧床期间应经常翻身，防止褥疮，并注意肢体末端的防寒保暖；④在治疗期间，应加强主动及被动的肢体功能锻炼，以求及早康复。

58 感 冒

感冒是常见的呼吸道疾病，因病情轻重不同可分为伤风、重伤风和时行感冒。四季均可发生，尤以冬、秋两季多发。中医学认为本病系感受风邪所致，与人的体质强弱密切相关。常因起居失常、冷暖不调、涉水淋雨、过度疲劳、酒后当风等导致机体抵抗力下降而发病，患有各种慢性病的体弱者则更易罹患。风为百病之长，风邪多与寒、热、暑湿之邪夹杂为患，易从皮毛、口鼻侵入，伤及肺卫，出现一系列的肺卫表证。

［取穴］与该病相关的穴位如下。

（1）风寒证：大椎（P091）、合谷（P083）、风门（P089）、肺俞（P121）、足三里（P137）。

（2）风热证：大椎（P091）、曲池（P093）、风门（P089）。

［操作］具体操作如下。

（1）大椎、风门、肺俞穴：取中粗火针（直径1毫米）在酒精灯上烧红后直接点刺。每侧点刺3下，深度控制在5毫米内，不留针。风热证可在大椎穴用火针点刺放血。

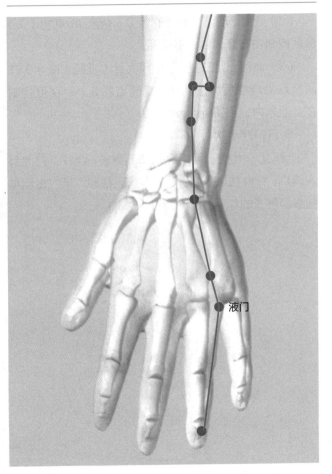

液门

（2）合谷：取细火针（直径 0.5 毫米），点刺 1 下，深度控制在 5 毫米内，不留针。

（3）曲池、足三里：取中粗火针（直径 1 毫米）在酒精灯上烧红后直接点刺。每侧点刺 3 下，深度控制在 2 厘米内，不留针。

每日治疗 1 次。

［释义］大椎、风门疏风祛邪解表；合谷、曲池解表清热；肺俞祛风散寒；足三里扶正祛邪。诸穴相配加强宣肺解表的作用。

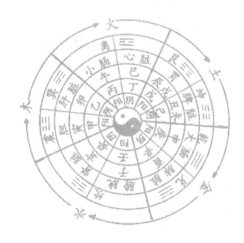

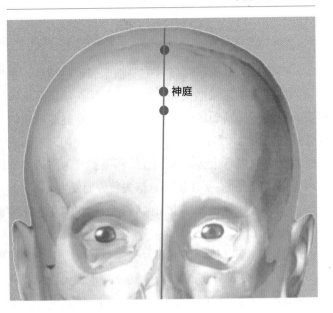

神庭

① 本病须与流行性脑脊髓膜炎、乙型脑炎、流行性腮腺炎等传染病的前驱症状作鉴别诊断；② 火针治疗本病疗效明显，但若出现高热持续不退，咳嗽加剧、咳吐血痰等症时，宜尽快采取综合治疗措施；③ 感冒流行期间应保持居室内空气流通，少去公共场所。

195

59 头 痛

头痛是指以头部疼痛为主要临床表现的病症，常见于西医学的紧张性头痛、血管神经性头痛以及脑膜炎、高血压、脑动脉硬化、头颅外伤、脑震荡后遗症等疾病。头为"髓海"，又为诸阳之会、清阳之府，五脏六腑之气血皆上会于头。若外邪侵袭或内伤诸疾皆可导致气血逆乱，瘀阻脑络，脑失所养而发生头痛。

[取穴] 阿是穴、风池、百会（P201）、头维（P199）、外关（P189）。

[操作] 具体操作如下。

（1）百会、头维、风池、阿是穴：取细火针（直径0.5毫米）在酒精灯上烧红后直接点刺。垂直进针，每穴点刺3下，深度控制在5毫米内，不留针。

取穴大都以头痛局部为主，针刺时应由助手尽量将所刺部位的头发分开，刺时应掌握好深度，以免刺到骨膜。有些患者常在头顶、前额等部位出现压痛点，有部分头痛患者在太阳、委中穴等部位出现静脉瘀血现象，可用火针点刺放血，出血后疼痛随即减轻或消失。

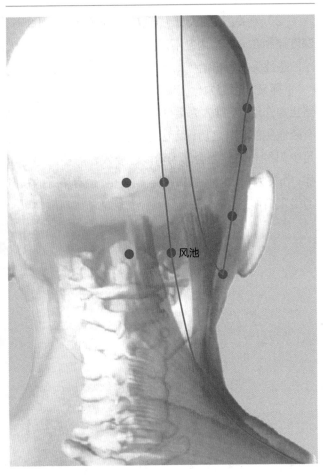

风池

（2）外关：取细火针（直径 0.5 毫米），点刺 3 下，深度控制在 5 毫米内，不留针。

急性头痛每日治疗 1 次,慢性头痛每日或隔日 1 次。

［释义］百会穴位于巅顶，有很好的镇静安神、通络止痛作用；头维穴为足少阳、足阳明、阳维之会，具有疏通头部经气之功；风池穴为足少阳经之腧穴，并为足少阳经和阳维之会，为治风之要穴，能祛风通络止痛；外关为手少阳经腧穴，交阳维脉，也有很好的祛风通络止痛作用。

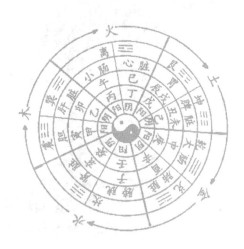

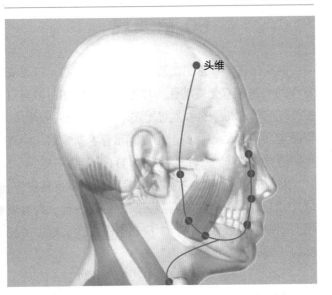

头维

① 火针治疗头痛效果显著，对某些功能性头痛可达到治愈的目的，对器质性病变引起的头痛，针灸也能改善症状，但应着重注意原发病的治疗，以免贻误病情；② 部分患者由于头痛反复发作，迁延不愈，故易产生消极、悲观、焦虑、恐惧情绪，火针治疗的同时，应给予患者精神上的安慰。

60 偏头痛

偏头痛是一种常见的慢性神经血管疾病，以反复发作的一侧或双侧搏动性头痛为特点，发作时多有自主神经症状，如恶心呕吐、面色苍白、心率及呼吸增快、胃肠道功能紊乱等。多于儿童期和青春期起病，中青年期达发病高峰。女性多见，常与月经周期有关。

偏头痛属于中医学的"头风"范畴，以反复发作、或左或右、来去突然的剧烈头痛为主要表现，有时表现为周期性呕吐或腹痛。本病在中医古代文献中多被称为"偏头风""偏正头风"。

[取穴] 阿是穴、率谷（P203）、丝竹空（P117）、风池（P119）、合谷（P083）、太冲（P261）。

[操作] 具体操作如下。

（1）丝竹空、率谷、风池：常规消毒后，取细火针（直径0.5毫米）在酒精灯上烧红后直接点刺。垂直进针，每穴点刺3下，深度控制在5毫米内，不留针。

（2）阿是穴：取细火针（直径0.5毫米），将针身的前中段烧至通红，对准痛点迅速刺入并拔出，点刺3下，深度控制在5毫米内，不留针。

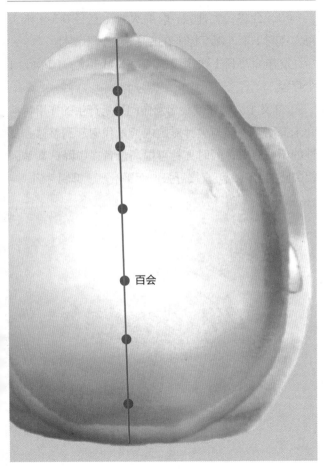

百会

（3）合谷、太冲穴：取细火针（直径0.5毫米），每穴点刺1下，深度控制在5毫米内，不留针。

发作期每日1次，缓解期每3日1次，10次为1个疗程。

[释义]火针在偏头痛发作间期所产生的作用目前尚未探明，可能与火针对脑内能量代谢起到整体、良性的调整有关，同时火针可提高患者血中降钙素基因相关肽的含量，可直接舒张血管平滑肌，抑制疼痛。

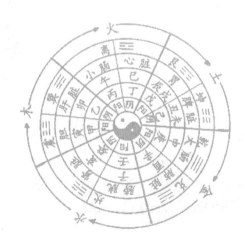

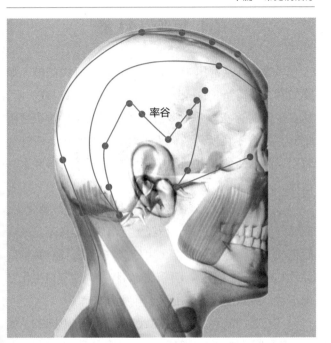

率谷

火针治疗偏头痛效果显著，对某些功能性头痛可达到治愈的目的；对器质性病变引起的头痛，针灸也能改善症状，但应同时注意原发病的治疗。

61 耳鸣、耳聋

耳鸣、耳聋都属听觉异常。耳鸣是耳内鸣响,如蝉如潮,妨碍听觉;耳聋是听力不同程度减退或失听。两者多同时存在,后者多由前者发展而来。对少数听觉器官发育不良所致的先天性耳聋、中耳炎、听神经病变、高血压和某些药物中毒引起的耳聋可参照本法治疗。

耳为胆经所辖,若情志不舒,气机郁结,气郁化火,或暴怒伤肝,逆气上冲,循经上扰清窍;素体不足或病后精气不充,恣情纵欲等,可使肾气耗伤,髓海空虚,导致耳窍失聪;或饮食劳倦,损伤脾胃,使气血生化之源不足,经脉空虚不能上承于耳发为本病。

[取穴] 翳风、听会(P207)、中渚(P189)、太冲(P261)、肾俞(P271)。

[操作] 具体操作如下。

(1)听会、翳风:常规消毒后,取细火针(直径0.5毫米)在酒精灯上烧红后直接点刺。垂直进针,每穴点刺1下,深度控制在5毫米内,不留针。

(2)中渚、太冲:取细火针(直径0.5毫米)每穴

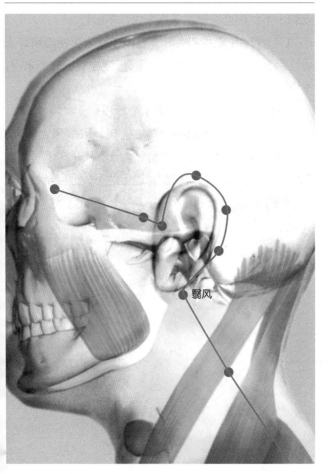

翳风

点刺 1 下，深度控制在 5 毫米内，不留针。

（3）肾俞：取中粗火针（直径 1 毫米）在酒精灯上烧红后直接点刺。每侧点刺 3 下，深度控制在 5 毫米内，不留针。

每日治疗 1 次，10 次为 1 个疗程。

［释义］手足少阳经循耳之前后，取翳风、听会、中渚以疏导少阳经气；太冲清肝泻火；肾开窍于耳，故取肾俞补益肝肾。诸穴相配，通上达下，通经活络。

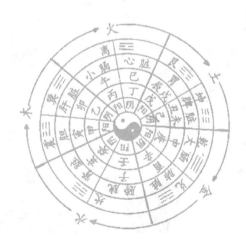

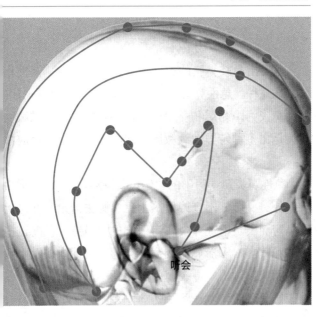

听会

① 火针治疗耳鸣、耳聋有一定疗效，但对鼓膜损伤致听力完全丧失者疗效不佳；② 引起耳鸣、耳聋的原因十分复杂，在治疗中应明确诊断，配合原发病的治疗；③ 生活规律和精神调节对耳鸣、耳聋患者的健康具有重要意义，应避免劳倦，节制房事，调适情绪，保持耳道清洁。

62 过敏性鼻炎

鼻炎指鼻腔黏膜的炎性病变，分为急性、慢性和过敏性几种。急性鼻炎是鼻腔黏膜的急性感染性炎症。慢性鼻炎为鼻黏膜和黏膜下的慢性炎性疾病。过敏性鼻炎是由多种特异性致敏原引起的鼻黏膜变态反应性疾病。

急性鼻炎属中医学的"伤风""感冒"范畴，常由风寒外袭、肺气不宣或风热上犯、肺失清肃，邪毒上聚鼻窍而发。慢性鼻炎属中医学的"鼻窒"范畴，多由肺脾气虚、邪滞鼻窍或邪毒久留、气滞血瘀，阻塞鼻窍而成。过敏性鼻炎属中医学的"鼻鼽"范畴，多由肺气虚弱或脾虚、肾亏使肺气受损，风寒乘虚而入，犯及鼻窍，津液停聚，致鼻窍阻塞而成。

［取穴］迎香、鼻通（P211）、印堂（P323）、上星（P113）、合谷（P083）、肺俞（P121）、足三里（P137）。

［操作］具体操作如下。

（1）迎香、鼻通、印堂、上星穴：嘱患者坐位仰头，常规消毒治疗部位后，取细火针（直径 0.5 毫米）在酒精灯上烧红后直接点刺。垂直进针，每穴点刺 1 下，

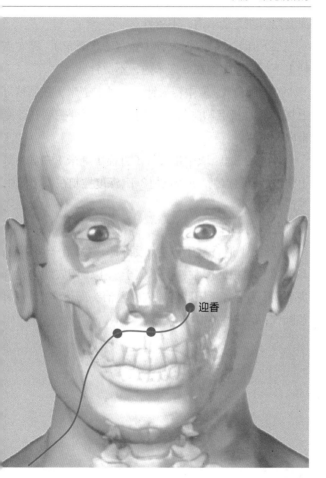

迎香

深度控制在5毫米内，不留针。

（2）合谷穴：取细火针（直径0.5毫米），每穴点刺1下，深度控制在5毫米内，不留针。

（3）肺俞穴：取中粗火针（直径1毫米）在酒精灯上烧红后直接点刺。每侧点刺3下，深度控制在5毫米内，不留针。

（4）足三里：取中粗火针（直径1毫米）在酒精灯上烧红后直接点刺。每侧点刺3下，深度控制在2厘米内，不留针。

发作期每日1次，缓解期隔日1次。

［释义］迎香挟于鼻旁，通利鼻窍，治一切鼻病；鼻通位于鼻根，印堂、上星位于鼻上，四穴均为治鼻炎要穴；为合谷手阳明经原穴，善治头面诸疾；肺俞补益肺气；足三里补中益气。

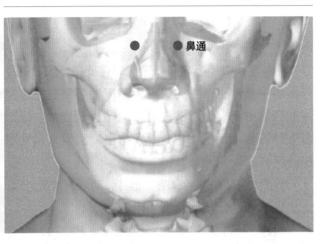

● 鼻通

① 火针治疗本病有较好的疗效，急性鼻炎一般针治
2～3次即可获得显著效果，对改善鼻道的通气功能较
为迅速，慢性者疗程较长，对慢性单纯性鼻炎的疗效比
对肥厚性鼻炎为好；② 急性期应适当休息，食易消化
且富有营养之品，多饮温开水，保持大便通畅；③ 过
敏性鼻炎应积极查找过敏原，避免接触；④ 经常锻炼
身体，适当户外运动，增强抵抗力；⑤ 积极治疗上呼
吸道疾病。

63 打 鼾

阻塞性睡眠呼吸暂停低通气综合征在睡眠呼吸暂停疾病中最常见，主要表现为睡眠时打鼾、呼吸暂停或自觉憋醒、晨起头痛、日间嗜睡、疲劳、记忆力下降等临床症状，是一种发病率高且越来越受重视的疾病。

患者大多体型肥胖，嗜食肥甘、烟酒、辛辣之物，伤及脾胃，致痰湿壅盛，经络闭阻。

［取穴］百会（P201）、足三里（P137）、丰隆（P215）、三阴交（P135）。

［操作］具体操作如下。

（1）百会穴：患者取仰卧位，选用直径0.5毫米的火针，常规消毒针刺部位，点燃酒精灯，将针身的前中段烧红，对准穴位，速刺疾出，点刺1下，深度控制在5毫米内，不留针，出针后用消毒干棉球重按针眼片刻。

（2）足三里、丰隆：取中粗火针（直径1毫米）在酒精灯上烧红后直接点刺。每侧点刺3下，深度控制在2厘米内，不留针。

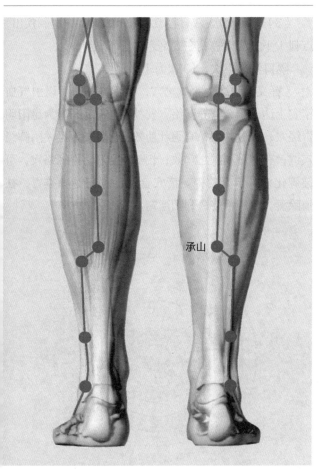

承山

（3）三阴交穴:取直径 0.5 毫米的火针,速刺疾出,点刺 1 下,深度控制在 5 毫米内,不留针。

隔日治疗 1 次,10 次为 1 个疗程。

［释义］百会为督脉之穴,位于巅顶,可以引气血精髓上达于脑,营养脑络,安神定志;足三里为足阳明胃经穴,可健脾胃,有强壮功效;三阴交为足太阴脾经穴位,有健脾利湿之功效;丰隆为足阳明胃经络穴,可健脾化痰,宁心安神。诸穴合用,意在健脾益胃,祛痰除湿,通经活络,利咽通窍。

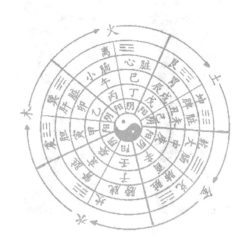

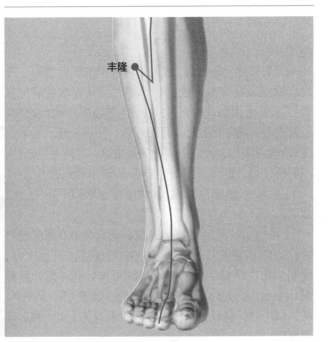

丰隆

①火针疗法适用于无器质性病变的中枢性呼吸阻塞；
②针后清淡饮食，禁止擦洗针孔以防感染；③有心、肝、
肾等脏腑严重疾病的患者要慎用此法。

64 失 眠

失眠又称"不寐"，常见于西医学的神经衰弱、神经官能症以及贫血等疾病中。中医学认为本病病位在心。凡思虑忧愁，操劳太过，损伤心脾，气血虚弱，心神失养；或房劳伤肾，肾阴亏耗，阴虚火旺，心肾不交；或脾胃不和，湿盛生痰，痰郁生热，痰热上扰心神；或抑郁恼怒，肝火上扰，心神不宁等均可致失眠。

[取穴] 脾俞、百会（P201）、神庭（P195）、心俞（P325）。

[操作] 常规消毒针刺部位，选直径 0.5 毫米的火针，点燃酒精灯，将针身的前中段烧红，对准穴位，速刺疾出，出针后用消毒干棉球重按针孔片刻。以睡前 2 小时，病人处于安静状态下治疗效佳。隔日治疗 1 次，嘱患者保持局部清洁，避免针孔感染，1 个月后观察疗效。

[释义] 百会为督脉之穴，又为三阳五会，位于巅顶，可以引气血精髓上达于脑，营养脑络，安神定志；神庭也是督脉穴位，有宁心安神的功效；心俞、脾俞分别是心、脾的背俞穴，取之可补益心脾、充养心血。火针能扶正助阳、温通经络，可促进穴区血液循环及新陈代谢，以改善睡眠。

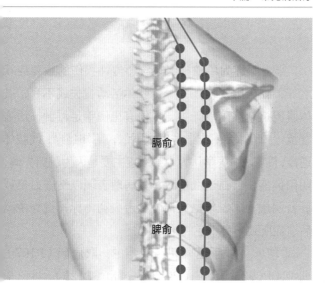

膈俞

脾俞

① 火针治疗失眠有较好疗效，但在治疗前应做各种检查以明确病因，如因发热、咳喘、疼痛等疾病引起者，应同时治疗原发病；② 因一时情绪紧张或因环境吵闹、卧榻不适等而引起失眠者，不属病理范围，只要解除有关因素即可恢复正常，老年人因睡眠时间逐渐缩短而容易醒觉，如无明显症状，一般属生理现象。

65 半身不遂

半身不遂为中枢神经系统急慢性损伤的重要症状之一，临床主要表现为一侧肢体活动丧失或不利，肢体肌肉痉挛或萎软无力，多伴有患侧手足浮肿，语言謇涩，口角㖞斜；或半身麻木不仁，不知痛痒；或肢体逆冷，畏寒。中医学认为半身不遂主要是因为脏腑失调，阴阳偏盛，气血逆乱所致，其病理表现以气虚血瘀或肝肾阴虚为本，气血阻滞、脉道失利为标，贯穿中风后遗症所致半身不遂的始终。

[取穴] 以手足阳明经穴为主，取肩髃（P167）、曲池（P093）、合谷（P083）、风市（P123）、足三里（P137）、阳陵泉（P153）、丰隆（P215）等，每次沿经选取 10 个左右穴位点刺。

[操作] 患者取平卧位，常规消毒所选穴位，取中粗火针，一手持针，另一手持酒精灯，将针置于酒精灯外焰上烧至白亮，快速轻盈地点刺所选穴位 2～3 下，点刺深度为 3～5 毫米，速入疾出，出针后立即用消毒干棉球按压针孔片刻。每 3 日治疗 1 次，5 次为 1 个疗程。火针针刺期间，可以配合毫针治疗，毫针取肩髃

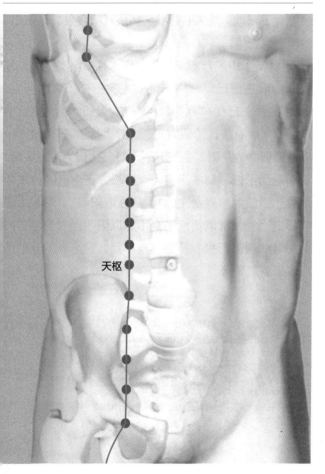

天枢

曲池、手三里、外关、谷谷、环跳、阳陵泉、足三里、解溪、昆仑等。

[释义] 中风乃本虚标实之疾，且多虚实夹杂，邪实未清而正虚已现，临床证候虚实错杂、病因兼夹。《丹溪心法》记载："初得急当顺气，及日久当活血，中风大率血虚有痰，治痰为先，次养血行血。"在治疗中以活血通络为总则，益气养阴、行气化痰为治疗关键，特别是到了恢复期的半身不遂阶段，正虚已经占重要地位。四肢为脾胃所主，"治痿独取阳明"，阳明为多气多血之经，所以治疗半身不遂以阳明经穴为主，借助火针的通阳行瘀、补益气血作用，对半身不遂的治疗效果更加显著。

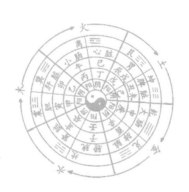

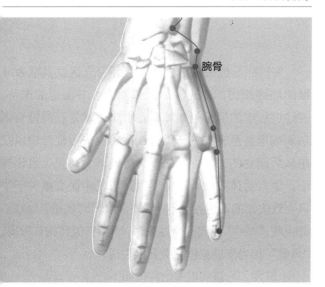

腕骨

① 嘱患者针后保护好针孔，切勿沾水洗浴，清淡饮食；
② 嘱患者结合饮食调养，依先上肢后下肢、先大关节
后小关节、睡－侧身－坐－立－走（被动、主动、监督）
循序运动的基本模式进行功能锻炼；③ 酌情配合毫针及
西医降压等疗法，在急性发病 3 个月内的"黄金时段"
积极康复治疗。

66 失 语

失语症是指大脑语言功能区、补充区及其联系纤维的局部损伤，造成了口语和（或）书面语的理解、表达过程中的信号处理障碍，临床表现为获得性言语功能减退甚至丧失的一类言语障碍。失语症是中风及中风后遗症的主要症状之一，轻则转舌不灵，言语謇涩，重则舌体强硬，喑哑不语。历代中医文献关于中风而致失语的论述名称不一，有"喑痱""风喑""风懿"等记载，"喑痱"当属完全性失语，"风喑"似属构音障碍，"风懿"相当于感觉性、命名性失语。

［取穴］与该病相关的穴位如下。

（1）主穴：哑门、风池（P119）、百会（P201）、金津（P229）、玉液（P229）、廉泉（P227），对侧合谷（P083）、通里（P225）。

（2）配穴：神昏配水沟（P341）、内关（P249）；痰浊壅盛针丰隆（P215）；肝阳上亢针太冲（P261）；气虚针中脘（P133）、足三里（P137）。

［操作］选定穴位后，嘱患者取相应的体位以便操作。首先，在相应部位常规消毒。一手持酒精灯，一

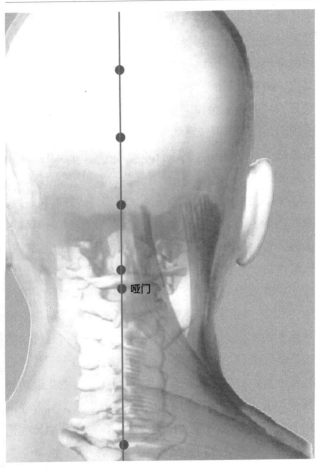

哑门

手持细火针在酒精灯火焰上 1/3 的外焰部烧至针尖部红里透白发亮,迅速点刺穴位 2～3 下,进针出针迅捷,用消毒干棉球按压针孔片刻,以缓解疼痛及避免出血,其次,消毒针刺部位。治疗顺序一般先刺金津、玉液、廉泉,其中点刺金津、玉液时要自舌系带两侧凹陷处分别向舌根部方向快速刺入,放出少量紫黑血液;而后刺颈枕部穴位,再次,刺四肢部穴位。隔 3 日治疗 1 次,5 次为 1 个疗程。

[释义] 中风失语症多为痰瘀阻络,清窍不利所致,表现为语言的表达障碍。研究表明,治疗言语障碍以头颈部和舌体穴位为主,主张强刺激和舌下静脉放血。火针作为一种比毫针刺激性更强的针刺方法,对失语症的治疗效果更明显。用火针点刺分布在此区域的风池、百会、哑门、廉泉、金津、玉液穴,以期在中风病整体治疗中突出失语症的治疗。另外舌与五脏功能关系都很密切,尤以心最明显。《灵枢·脉度》记载:"心气通于舌,心和则能知五味矣。"可见,舌的生理功能直接与心相关。通里为手少阴心经的络穴,对舌强不语有较好的疗效。"面口合谷收",合谷穴是中风失语的必选穴,再结合其他配穴,综合治疗。

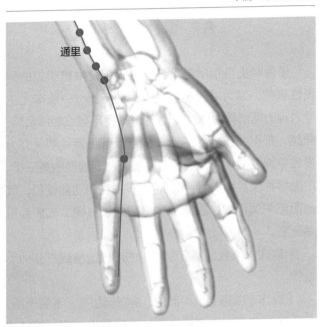

通里

① 治疗期禁食辛辣刺激、肥甘厚腻食物，戒烟酒，注意休息，要多进行语言训练，比如读报纸；② 颈枕部穴位在针刺时要特别注意安全，严格掌握进针深度和方向；③火针后 1 ~ 2 日内禁洗浴。

67 慢性咽炎

慢性咽炎是指咽部黏膜、黏膜下及淋巴组织的弥漫性炎症，常为呼吸道慢性炎症的一部分，临床上主要表现为咽部异物感、咽干、咽痒、梗阻感或咽部紧感、胀感。根据临床症状或专科检查，可将慢性咽炎分为慢性单纯性咽炎、慢性肥厚性咽炎、萎缩性咽炎三类。中医学称慢性咽炎为"喉痹"，多由脏腑功能受损，气血阴阳失调而成，临床上多见阴虚、气滞、痰瘀互阻等证型。

［取穴］廉泉，咽后壁增生的淋巴滤泡或扩张的小血管。

［操作］嘱患者取仰卧位，肩背部垫高，下颌上抬，充分暴露前颈部，将所取穴位准确做出标记，常规消毒，点燃酒精灯，将一支细火针烧至通红，速刺廉泉穴，针尖应斜向舌根部；针刺以上穴位，均要速刺疾出，深度在 0.3 ～ 0.4 寸，而后在各穴周围点刺 2 ～ 3 针，深度约 0.2 寸。刺咽后壁增生的淋巴滤泡或扩张的小血管，嘱患者张大嘴，用压舌板压舌前 2/3 处，并发出"啊"音，以充分暴露咽部，用平头火针（直径 0.75 毫米）烙烫

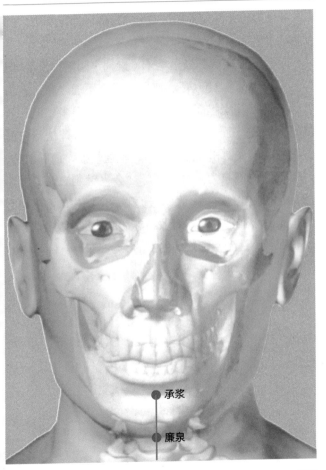

承浆

廉泉

1～2处即可，深度不超过 0.1 寸。隔日治疗 1 次，10次为 1 个疗程。

[释义]"喉痹"最早见于《素问·阴阳别论》，谓"一阴一阳结谓之喉痹"。痹者，闭塞不通之意，多由气滞、血瘀、痰阻而成。此病治疗方法很多，但疗效均不太满意，且病易反复发作。运用火针疗法治疗慢性咽炎，借火力和温热的刺激，疏通气血，消肿散结，且所选穴位廉泉为阴维、任脉之会火针刺之，有清热解毒、利咽化痰之效；火针烙烫咽后壁增生的淋巴滤泡或扩张的小血管，有消瘰散结、活血祛瘀之功；法、穴密切配合，达到治疗疾病的目的。

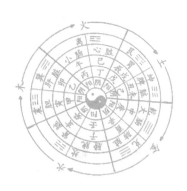

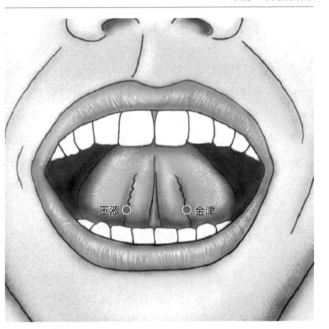

玉液○　　○金津

① 治疗期禁食辛辣刺激、肥甘厚腻食物，戒烟酒，注意休息，不要过多讲话，应多饮水，多吃水果；② 糖尿病患者禁用此法治疗；③ 烧针要红，取穴要准，进出针要快；④ 火针后 1～2 日内颈部禁洗浴。

68 哮 喘

支气管哮喘（简称哮喘）是由嗜酸性粒细胞、肥大细胞、T淋巴细胞等多种炎性细胞参与的气道慢性炎症，临床表现为反复发作性喘息、呼吸性困难、胸闷或咳嗽等症状，常在夜间和（或）清晨发作，常常出现广泛多变的可逆性气流受阻。中医学认为本病的病机关键是气机失调，肺气不足而痰伏于内，病因与寒、痰、湿、饮等有关，涉及肝、脾、肾等脏腑。

[取穴] 肺俞（P121）、风门（P089）、大椎（P091）、定喘（P233）。

[操作] 选定穴位，严格消毒后，术者手持中粗火针，以持笔式持针法，将针体针尖在外焰烧至通红，然后迅速准确地点刺穴位，针刺深度以2～5分为宜。肺俞、风门、定喘两侧交替选取。出针后，以消毒干棉球压迫针孔片刻即可。每日针刺1次（大椎需隔日针刺1次），连续12日为1个疗程。

[释义] 哮喘是一种常见的、反复发作的肺部过敏性疾病，为较难治愈之病。中医学认为本病主要责之于肺虚，若肺气本为充足，气血调畅，即便有寒、痰、

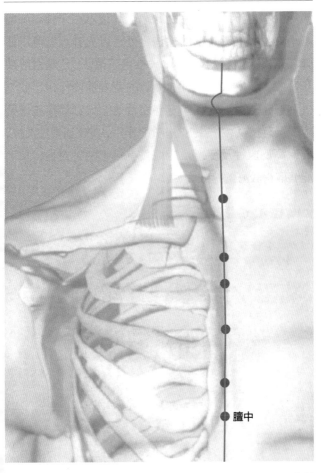

膻中

饮等因素也不致发病，因此哮喘其治本在于肺。肺俞是手太阴经气于背部的输注之处，以火针点刺可以使肺气充盛；风门祛风除邪；大椎育阴清热；定喘对哮喘有奇效，诸穴共用，可加强肺的宣发速降作用，使气机调畅，从而达到消痰定喘之目的。火针治疗支气管哮喘具有抗炎、平喘、抗过敏的作用，对气道慢性炎症、气道高反应性及变态反应均具有较强的针对性，从而能够取得较好的疗效。

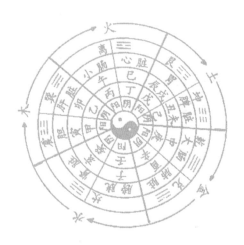

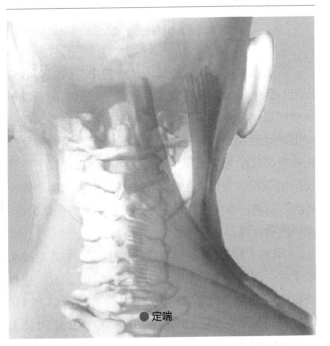

● 定喘

专家提示

① 注意保持针孔局部清洁，以防感染；② 禁食辛辣、鱼腥之品；③ 若针孔处出现红点瘙痒，不宜搔抓，可自行缓解。

69 面肌痉挛

面肌痉挛又称面肌抽搐，是一种由机械性刺激或压迫导致面神经的传导发生病理性干扰引起的，以一侧面部肌肉阵发性不规则、不自主抽动为主要表现的周围神经性疾病。本病常始于眼轮匝肌，随即波及口轮匝肌，几个月至几年内逐渐加重。严重者整个面肌及同侧颈阔肌均可发生痉挛。本病属中医学的"眼睑瞤动"范畴，多由于肝肾阴亏，气血不足，筋脉失养，虚风内动所致。

[取穴] 痉挛局部阿是穴及相应经穴，如眼睑跳动取承泣、四白、太阳（P239）；口角跳动取地仓、迎香（P209）、承浆（P227）、下关（P177）、颊车（P241）等穴；颈阔肌肉抽搐，加完骨（P237）、风池（P119）、肩井（P101）。

[操作] 在选好的腧穴上做常规消毒后，薄涂上一层万花油。点燃酒精灯，以小号火针，在酒精灯的外焰将火针烧至红白，迅速点刺入选好的针刺点及腧穴（面部的腧穴刺入 0.1 ~ 0.2 厘米，其他部位腧穴刺入 0.2 ~ 0.3 厘米），然后迅速拔出，并用消毒的干棉球

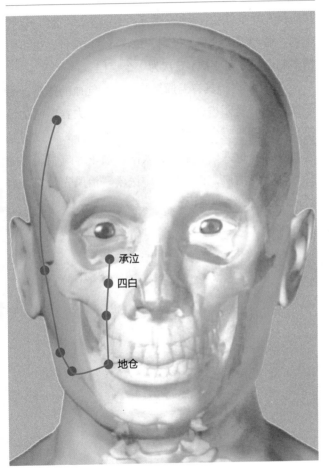

承泣

四白

地仓

按压针孔片刻，最后再涂一层万花油。痉挛局部应多刺、重刺，循经腧穴少刺、轻刺，每次 4 ~ 10 针，也可酌情多刺。每 3 日 1 次，5 次为 1 个疗程。

[释义] 火针具有温通经络、运行气血的作用，用于治疗因肝肾阴虚、气血不足而致筋脉失养，风扰经络引起的面肌痉挛，可取得满意的临床疗效。以阿是穴及局部穴位四白、下关、太阳、颊车等疏调局部的经气，行气活血，正好符合中医学"治风先治血，血行风自灭"的经典理论。

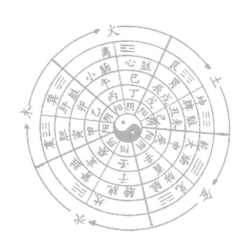

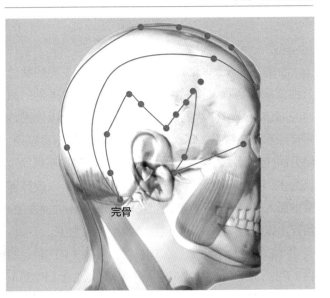

完骨

① 面部应用火针时一要手法熟练，动作要快，要准，针不能太粗，进针不能过深；② 治疗期间嘱病人充分休息，心情放松，饮食宜清淡，勿食辛辣之品，治疗后 24 小时内不洗面部；③ 嘱患者对针后形成的微小结痂要任其自愈脱落，勿用手抠，以免损伤皮肤；④ 对特异性瘢痕体质的患者慎用火针。

70 面　瘫

　　面瘫是以一侧面部瘫痪、口眼㖞斜为主要症状的一种疾病，俗称"口眼㖞斜"，相当于现代医学的面神经麻痹，是一种常见病、多发病。临床上以周围性面神经麻痹最常见，现代医学认为本病是因病毒感染，侵犯面神经所致。中医学称其为"吊线风""口眼㖞斜"，认为多因正气不足，脉络空虚，卫外不固，以致风邪乘虚而入，气血运行痹阻，经脉失养，纵缓不收而发生。治疗上以疏散风寒、温经通络、行气活血为主。

　　[取穴]太阳、攒竹（P113）、鱼腰（P115）、四白（P235）、下关（P177）、迎香（P209）、地仓（P235）、合谷（P083）、太冲（P261）、颊车（P241）。面部穴位视病情选取，肢体穴位必选。病及少阳者加外关（P189）、阳陵泉（P153）；病及阳明者加足三里（P137）；病及少阴者加太溪（P287）。面部穴以病变侧为主。每次取穴 4 ~ 5 穴。

　　[操作]患者取卧位，常规消毒所选部位及腧穴，手持细火针用点燃的酒精棉球烧至白炽后，迅速刺入选定的穴位或部位，速刺疾出，只点刺不留针。进针

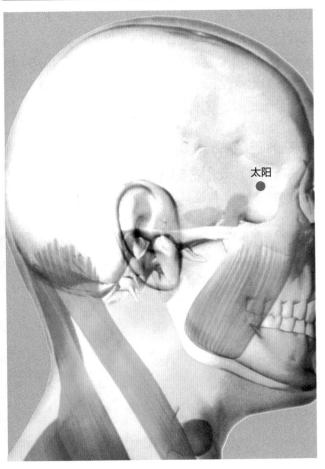

太阳

深度为 1～2 分。出针后立即用消毒的干棉球按压针孔片刻。隔日 1 次，7 次为 1 个疗程。

［释义］中医学认为面瘫多由络脉空虚，风寒、风热之邪乘虚侵袭阳明、少阳络脉，经气阻滞，经脉失养，筋肌弛缓所致。临床上多选用阳明、少阳经在面上的穴位以疏调经气。而火针以其"借火助阳、开门祛邪、以热引热"的作用机制，具有温经通络、散寒除湿、祛瘀散结等功效。采用火针治疗后，病变部位的皮肤温度明显提高，微循环血流速度明显加快，血流状态好转，故治疗面瘫多有良效。

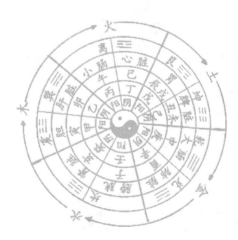

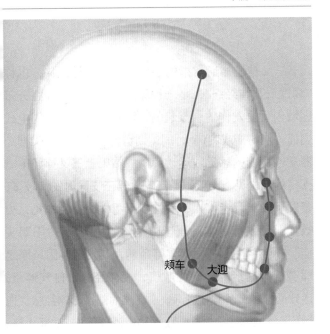

頬车 大迎

① 施针动作要快、要准，针不能太粗，进针不能过深；
② 嘱病人充分休息，保护好面部，勿再受寒，勿食辛辣
之品，治疗后 24 小时内不洗面部；③ 对特异性瘢痕体质
患者，慎用火针。

241

71 三叉神经痛

三叉神经痛通常指的是原发性三叉神经痛，也称"真性三叉神经痛"，是一种原因不明的三叉神经分布区域内反复发作的、骤起的、短暂的、阵发性闪电式剧痛（烧灼样或刺痛），间歇期可无症状，无三叉神经器质性病变的感觉或运动障碍。临床上三叉神经第一支疼痛较少见，一般以第二支、第三支同时发病较多，多发于成年及老年人，女性多于男性，单侧多见，少数为双侧发病。本病属于中医学的"头风""阳明头痛""眉棱骨痛""面痛"等范畴，其发病多因风寒之邪袭于阳明经脉，寒性收引，凝滞经脉，血气痹阻，遂致面痛；或因风热病毒痰瘀浸淫面部，影响经脉气血运行而致面痛。故治宜疏通经络，调理气血，祛邪止痛。

［取穴］与该病相关的穴位如下。

（1）主穴：大迎、听宫（P245）、颧髎（P179）、率谷（P203）、下关（P177）、翳风（P205）及触发点。

（2）配穴：第一支取丝竹空（P117）、攒竹（P113）、鱼腰（P115）。第二支取迎香（P209）、地仓（P235）。第三支取地仓、承浆（P227）。

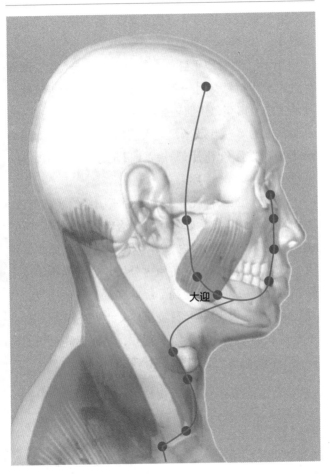

大迎

主穴每次选取 2 ~ 3 穴，配穴视疼痛分支而定，选取 1 ~ 2 穴。

[操作]患者取平卧位，常规消毒所选穴位，取细火针，一手持针，另一手持酒精灯，将针置于酒精灯外焰上烧至白亮，快速轻盈地点刺筛选穴位 2 ~ 3 下，点刺深度为 3 ~ 5 毫米，速入疾出，出针后立即用消毒干棉球按压针孔片刻。每 3 日治疗 1 次，5 次为 1 个疗程。

[释义]三叉神经痛多由头面三阳经络受病而致，多以风、寒、痰、瘀为基本病机。治疗遵循"经脉所过，主治所及"的原则，取穴以阳明、少阳经穴为主，用火针既可温通经脉，又可引火外发，通经活络。以火针刺激疼痛触发点可使局部经脉畅通，气血运行，从而缓解疼痛。现代医学研究表明，火针能提高组织温度，使新陈代谢旺盛，改善组织营养，从而提高组织的再生能力和细胞活力，加速代谢产物的吸收。

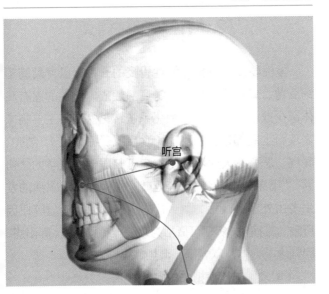

听宫

① 对初次进行火针治疗的患者，应作耐心解释，使其精神放松，消除其畏惧心理；② 严格控制针刺深度，要根据病情、体质、年龄和针刺部位的肌肉厚薄、血管深浅而定；③ 治疗期禁食辛辣刺激、肥甘厚腻食物，戒烟酒，注意休息；④ 注意严格消毒，针后应嘱患者保护针孔，针孔处两日内勿沾水，以防感染。

72 慢性萎缩性胃炎

慢性萎缩性胃炎是慢性胃炎的一种，以胃黏膜萎缩变薄、胃黏膜肌层变厚、局部性或广泛性的固有腺体减少或消失为特征的消化系统常见病。其主要临床表现为上腹部饱胀、隐痛（食后或受凉尤甚）、纳差、嗳气、恶心、大便不调。本病可归属于中医学的"痞满""嘈杂""胃脘痛"等范畴。中医学认为本病的发生多由外邪、饮食失调、情志内伤、体质素虚等原因所致。其病机、病理可概括为以脾虚（胃阴虚、脾阳虚、脾气虚）为本，以气郁、湿热、血瘀为标。

［取穴］与该病相关的穴位如下。

（1）主穴：中脘（P133）、足三里（P137）、胃俞（P271）、内关（P249）。

（2）配穴：脾胃虚弱加关元（P139）、气海（P133）、脾俞（P217）；肝胃不和加太冲（P261）、肝俞（P327）；胃阴不足加三阴交（P135）；脾胃湿热加三阴交、阴陵泉（P105）；胃络瘀血加血海（P087）、膈俞（P217）。

［操作］嘱患者取坐位或卧位，常规消毒所选穴位，医者以一手拇指和示指持细火针针柄，另一手持酒精

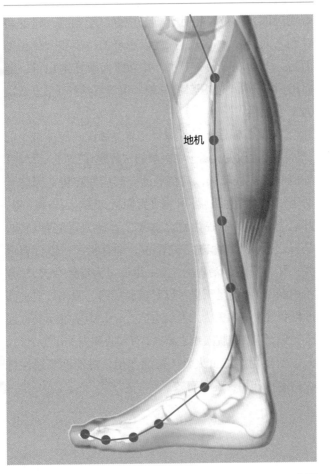

地机

灯靠近取穴部位，将针于灯焰中烧红至白亮，迅速将针刺入穴内 3 ~ 4 次，深度以患者的体型和穴位解剖而定，一般在 0.3 ~ 1 寸，并立即而敏捷地出针，随后用消毒干棉球按压针孔片刻。每 3 日治疗 1 次，5 次为 1 个疗程。

［释义］慢性萎缩性胃炎是胃黏膜固有腺体减少的一种退行性改变，属于中医学的"胃脘痛""心下痞满"等范畴，病程较长，病情顽固。其病变在胃，因脾胃两经相表里互为络属，肝脉夹胃而行，故本病与脾、胃、肝息息相关。中脘为胃之募穴，胃俞为胃之背俞穴，是胃之经气汇集和输注之部位，俞募相配，以健胃通经、和胃降逆，治胃腑之疾；足三里为胃经合穴，"合治内腑"，针刺足三里，以奏疏通经络、调和气血、强脾健胃之功；内关为八脉交会穴之一，为阴维所交，通于三焦，乃治胸脘疾病之要穴，有"心胸内关谋"之说。穴位的作用再加上火针的温通作用，对慢性萎缩性胃炎的治疗作用快速且有效。

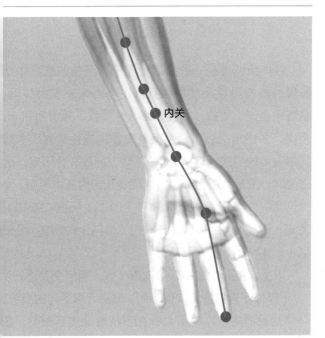

内关

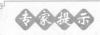

① 严格消毒，针后应嘱患者保护针孔，勿沾水，以防感染；② 忌食辛辣油腻之品，忌饮酒；③ 医者要掌握好针刺深度，以不刺伤脏腑和血管为原则。

249

73 慢性结肠炎

慢性结肠炎是一种病因尚不十分清楚的直肠和结肠慢性非特异性炎症性疾病。主要临床表现为腹泻、黏液脓血便、腹痛，轻者每日 3～4 次，重者每日 10 余次，多伴里急后重，呈反复发作的慢性病程。本病属中医学的"腹泻""腹痛"范畴，证属脾肾阳虚，运化失职，故治疗以温补脾肾、固肠止泻为基本原则。

[取穴] 水分（P253）、中脘（P133）、天枢（P219）、关元（P139）、阴陵泉（P105）、命门（P281）、足三里（P137）、肾俞（P271）。

以上穴位分为 2 组，每次取 4 穴，两组交替进行。

[操作] 根据所选穴位不同，嘱患者取不同的姿势。局部常规消毒，以中粗火针在酒精灯上烧至白亮，在已选穴位处速进速出，每穴刺 3～4 次，深度基本同毫针针刺深度，以不伤及内脏和血管为原则，出针后立即用消毒干棉球按压针孔片刻。每 3 日治疗 1 次，7 次为 1 疗程。

[释义] 慢性结肠炎常反复发作，经久不愈，严重影响病人生活质量。此病属中医学的"腹泻""腹痛"

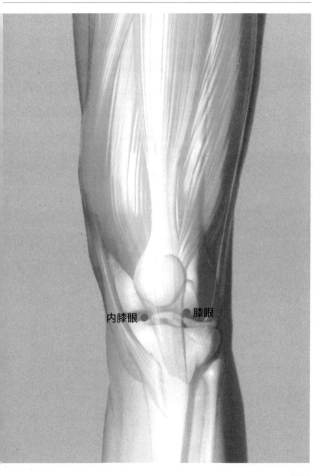

内膝眼 ● ● 膝眼

范畴，证属脾肾阳虚，运化失职。因此治疗当温补脾肾，固肠止泻。火针性温热，借火之力刺激穴位，集毫针激发经气、艾灸温阳散寒功效于一身。关元、命门、肾俞可温补命门之火，中脘、天枢、足三里可健运脾胃，水分、阴陵泉可健脾除湿利水，故用火针针刺上述穴位，可达温补脾肾、固肠止泻之功，疗效甚著。

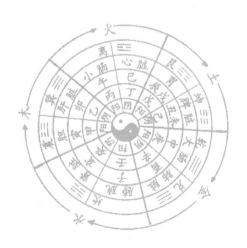

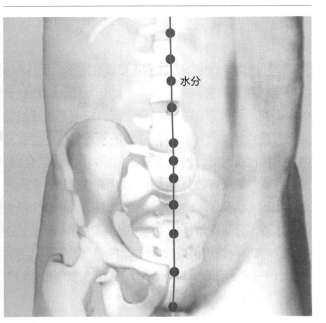

水分

① 严格消毒，针后应嘱患者保护针孔，勿沾水，以防感染；② 针刺时掌握"红、准、快"三字原则，把握好针刺深度；③ 嘱患者保持心情舒畅，避免精神刺激，注意劳逸结合，饮食有节，少食生冷、油腻、辛辣食物。

74 慢性腹泻

慢性腹泻又叫久泻，是指大便次数增多，每日在 3 次以上，粪便稀薄，或带脓血，反复发作，病程较长的胃肠病。慢性腹泻只是一种症状，它主要包括慢性肠炎、慢性结肠炎、胃肠神经功能紊乱、结肠过敏和慢性无菌性腹泻等。慢性腹泻属中医学的"泄泻"范畴，多因劳倦思虑伤脾，脾胃受损；或因肝气横逆，乘侮脾土；或因肾阳不振，命门火衰导致脾胃、大小肠功能失调，水谷不分而泄泻，其中脾虚湿盛是主要病因。

［取穴］与该病相关的穴位如下。

（1）主穴：天枢（P219）、水分（P253）、气海（P133）、长强（P335）。

（2）配穴：大肠俞、小肠俞（P257）、中脘（P133）、足三里（P137）、肾俞（P271）、阴陵泉（P105）。

［操作］先嘱患者取仰卧位，针刺身体前部穴位，再取俯卧体位，针刺背部穴位。常规消毒所选穴位，选用直径为 0.5 毫米的细火针，将细火针在酒精灯上烧至通红发白，速刺穴位，每穴排列刺 2 针。体虚者点刺，体壮者刺 0.3 ~ 0.5 寸，体胖者可刺 1.0 ~ 1.5 寸，刺

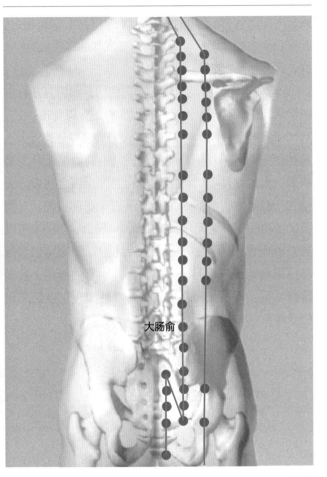

大肠俞

入后立即出针，迅速用消毒干棉球按压片刻，以防出血。其中长强穴要靠尾骨前面斜刺，勿直刺。每3日治疗1次，5次为1个疗程。

［释义］慢性腹泻为临床常见症状，病因复杂，中医学认为慢性腹泻多因劳倦思虑伤脾，脾胃受损；或因肝气横侮脾土；或因肾阳不振，命门火衰导致脾胃大小肠功能失调，水谷不分而泄泻，其中脾虚湿盛是主要病因。火针疗法具有温阳除湿、健脾止泻之功效，天枢为大肠募穴，大肠俞为大肠俞穴，俞募相配，对调节大肠功能效果显著；针刺水分、小肠俞、阴陵泉可以加强小肠的泌别清浊功能；气海、长强、肾俞可以温振命门阳火，诸穴相配，再加上火针固有的作用，共奏健脾祛湿、调肠止泻之功效，对慢性腹泻可以起到比较迅速而有效的作用。

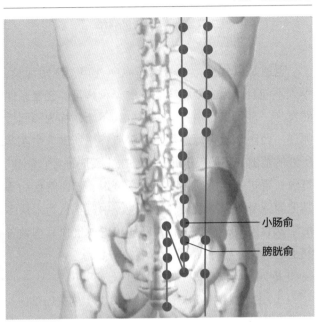

小肠俞

膀胱俞

① 严格消毒，针后应嘱患者保护针孔，勿沾水，以防感染；② 针刺时把握好针刺深度，切勿伤及内脏和血管；③ 嘱患者保持心情舒畅，避免精神刺激，注意劳逸结合，饮食有节，少食生冷、油腻、辛辣食物。

75 顽固性呃逆

呃逆是以气逆上冲，喉间呃呃连声，声短而频，令人不能自止为主要临床表现的一种病证。轻者系偶然发作，常可自行消失，重则持续不断，称为顽固性呃逆。西医学认为呃逆是由于膈肌痉挛所致。中医学所涉的范围并不局限于此，如临床上胃肠神经官能症、胃炎、胃扩张、肝硬化晚期、肾衰竭、脑血管疾病等其他原因都可以导致顽固性呃逆。中医学认为本病多由于饮食不节，情志不和，肝气犯胃或气血亏虚致胃气上逆。

〔取穴〕与该病相关的穴位如下。

（1）主穴：膻中（P231）、中脘（P133）、内关（P249）、足三里（P137）。

（2）配穴：肾虚气逆加太溪（P287），肝气上逆加太冲（P261），气血亏虚加气海（P133）。

〔操作〕嘱患者取仰卧位，常规消毒选定穴位，医者以一手拇指和示指持细火针针柄，另一手持酒精灯，将酒精灯靠近取穴部位，将针于灯上烧红至白亮，快速将针刺入穴内3～4次，深度依患者的体型和

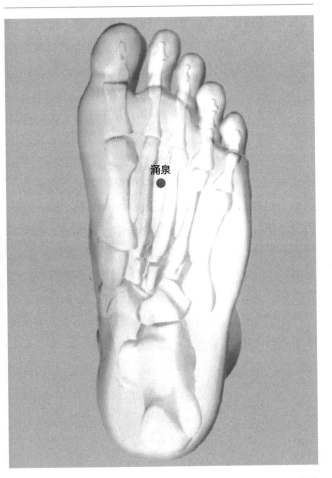

涌泉

穴位解剖而定，其中膻中轻轻点刺即可，其他穴位控制在 0.3～0.8 寸，刺后立即敏捷地出针，随后用消毒干棉球按压针孔片刻。每 3 日治疗 1 次，5 次为 1 个疗程。

[释义] 本病古代称"呃"，因其气逆于上，呃逆有声，故后名"呃逆"。本病多由于饮食不节，情志不和，肝气犯胃或气血亏虚致胃气上逆。取膻中宽胸顺气、中脘系腑之会、胃之募，调中和胃以降逆。内关为手厥阴心包经之穴，其脉"起于胸中，出属心包络下膈，历络三焦"；足三里为足阳明胃经穴，"其支者，起于胃口，下循腹里，下至气街中而合"，两穴具有调节气血、宽胸理气的作用。太溪补益肾气，太冲平抑肝气，二者可引上逆之气下行。气海大补元气，防止丹田之气上冲；诸穴相配，在火针的温阳、祛邪作用下共奏平冲降逆止呃之功。

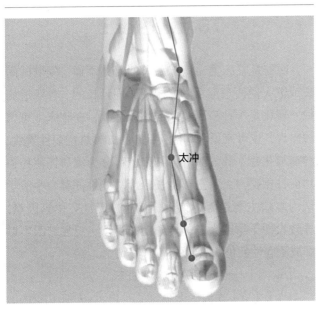

太冲

① 患者治疗期间应注意服用流质饮食，避免生硬食物和精神刺激；② 一般顽固性呃逆多并发其他疾病，故要积极寻找原发病配合治疗；③ 严格消毒，针后应嘱患者保护针孔，勿沾水，以防感染；④ 针刺时把握好针刺深度，切勿伤及内脏和血管。

76 顽固性便秘

便秘是临床常见病，系大便秘结不通，间歇时间长或欲大便而艰涩不畅，排便时间延长的一种肠道病症。便秘是一种病因复杂的临床症状，在临床上可单独出现，也可兼见于其他疾病中，如慢性虚弱性疾病、肿瘤放化疗、肺气肿等，临床上可分为器质性便秘和功能性便秘。火针主要擅长治疗功能性便秘。中医学认为本病主要是因为饮食、情志、慢性劳倦等因素，导致大便干结或大肠的传导功能受损，反复缠绵不愈即成顽固性便秘。

［取穴］与该病相关的穴位如下。

（1）主穴：支沟、大肠俞（P111）、天枢（P219）、上巨虚（P267）。

（2）配穴：热秘加内庭（P265）、曲池（P093）；虚秘加脾俞（P217）、胃俞（P271）；气秘加中脘（P133）、太冲（P261）；冷秘加关元（P139）。交替选取双侧的穴位。

［操作］根据四诊收集来的资料，辨证选取配穴。先嘱患者仰卧位刺身体前部穴位，再取俯卧位刺背部

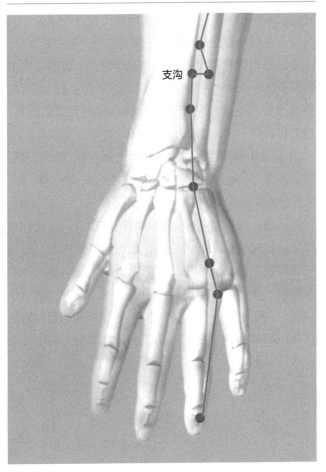

支沟

穴位。常规消毒所选穴位，选用细火针，一手拇、示指持针在酒精灯上烧至白亮，速刺穴位，每穴刺3针。深度以患者胖瘦程度及穴位位置而定，一般四肢穴位刺深0.2~0.3寸，腹背部穴深0.3~0.5寸，刺入后快速出针，迅速用消毒干棉球按压片刻，以防出血。每2日治疗1次，5次为1个疗程。

［释义］顽固性便秘主要是由饮食不节、情志失调、年老体虚，导致大肠传导失常，同时与肺、脾、胃、肝、肾等脏腑功能失调有关，病机主要是热结、气滞、寒凝、气血亏虚，张仲景将便秘归结为阳结和阴结。火针对便秘的治疗有比较好的疗效，既可以温阳散寒、温振气血以除阴结，又能以热引热以泻阳结而除热秘。取大肠俞、天枢、上巨虚可以疏通腑气，促进大肠传导功能；支沟为治疗便秘的特效穴，辨证配穴都是针对具体病机消除病因。法穴密切配合，对恢复大肠传导功能效显而速。

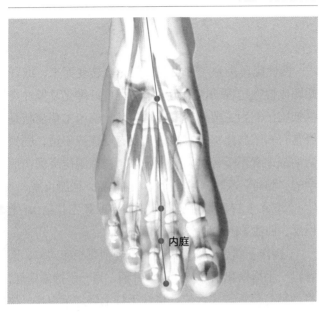

内庭

① 嘱患者注意保持针孔局部清洁，2日内勿洗浴，以防感染；② 嘱患者平时坚持锻炼，以促进肠蠕动功能；③ 多食用水果、蔬菜、粗粮等富含粗纤维的食品；④ 养成定时排便的习惯；⑤ 由其他原因引起的便秘，要注意对原发病的治疗。

77 慢性阑尾炎

慢性阑尾炎是一种由急性阑尾炎转变而来，或开始即成慢性过程的以阑尾壁不同程度纤维化及慢性炎性细胞浸润为主要病变的慢性炎症。临床主要症状是经常有右下腹疼痛，有的病人仅有隐痛或不适，剧烈活动或饮食不节可诱发急性发作。慢性阑尾炎属中医学的"肠痈"范畴，治宜行气活血化瘀，通腑止痛。

[取穴]右下腹阿是穴（压痛点或条索状物），上巨虚、曲池（P093）、阑尾（P269）。

[操作]嘱患者取仰卧位，常规消毒相应穴位，医者以一手拇指和示指持细火针针柄，另一手持酒精灯，将酒精灯靠近取穴部位，将针于灯上烧红至白亮，快速将针排列刺入穴内 4 ~ 5 针，针刺阿是穴，若有条索，最好针至条索处，其他穴位控制在 0.3 ~ 0.5 寸，刺双侧穴，刺后立即敏捷地出针，随后用消毒干棉球按压针孔片刻。

每 3 日治疗 1 次，5 次为 1 个疗程。

[释义]慢性阑尾炎属中医学的"肠痈"范畴，为腑病，多因饮食不节损伤脾胃，致使胃肠传化不利，

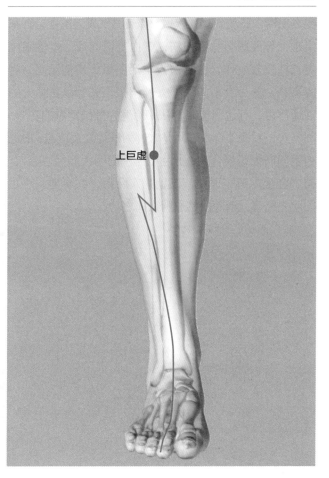

上巨虚

湿热积滞，肠腑壅热，气血瘀阻而成；或因饱食后奔跑疾走，导致肠腑脉络损伤，气血壅滞而成。慢性阑尾炎长期反复发作，影响病人生活质量，病情顽固，虚实夹杂，非火针不能快速去其病根，火针以其强大的温通作用，可达到散寒、祛瘀除腐、散结消肿的功效。阑尾穴，系经外奇穴、阿是穴，为病症之反应点；曲池为手阳明大肠经合穴；上巨虚为手阳明大肠经下合穴。据"合治内腑"理论，以上诸穴合用，共奏通调手足阳明之经气、消肿散瘀通腑止痛之功。

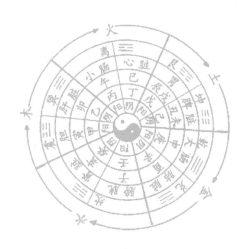

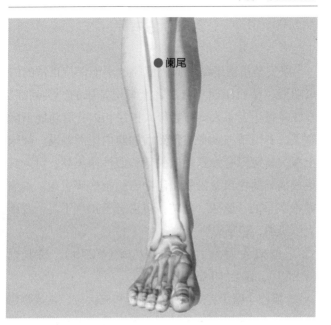

●阑尾

① 嘱患者注意保持针孔局部清洁，2日内勿洗浴，以防感染；② 嘱患者减轻活动强度，避免过度劳累，避免不良情绪刺激；③ 清淡饮食，少食或不食辛辣肥甘之品。

78 尿失禁

尿失禁指由于某种原因使膀胱不能保持正常的约束功能，从而出现不自主、无意识排尿的一类病症。本症多见于老年人，与老年人神经和内分泌功能下降有关，多因精神紧张或骤然增加腹内压而触发。临床上尿失禁可以分为真性尿失禁和假性尿失禁，可因其他疾病如脑中风、一氧化碳中毒脑损伤等引起。本病属中医学的"遗尿"范畴，多责之于正气不足，肾虚无以摄纳，膀胱失约。

［取穴］肾俞、会阳、中极（P279）、膀胱俞（P257）、百会（P201）。

［操作］嘱患者分别取仰卧位和俯卧位，常规消毒所选穴位后，医者一手持细火针，另一手持酒精灯靠近取穴部位，将针于灯上烧至白亮,迅速刺入穴内3～4次，深0.1～0.5寸不等，刺后立即出针，随后用消毒干棉球按压针孔片刻。每2日治疗1次,7次为1个疗程。

［释义］ 本病属于中医学之"小便不禁""遗尿"范畴。中医学对该病的认识始于《黄帝内经》，认为本病病位在膀胱，病机为肾虚不固，膀胱失约。膀胱

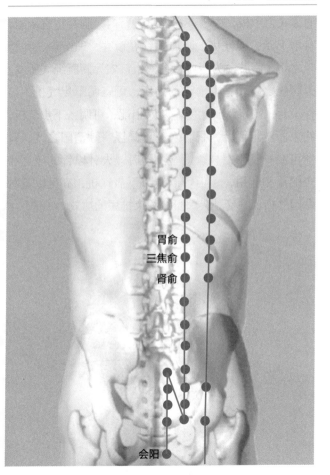

胃俞

三焦俞

肾俞

会阳

的募穴为中极，中极亦为任脉穴，内为胞宫精室所居，有培下元、助气化、调血室、温精宫、理下焦、利膀胱之功。膀胱俞为膀胱背俞穴，该穴为膀胱经气所发，为膀胱之气转输、输注的处所，可宣调下焦气机，培补下元，约束膀胱功能。两穴相配，可调畅下焦气机，约束膀胱。百会为督脉穴，可升提督脉清阳之气，肾俞可温补肾阳，补益肾气。同时，火针以针的疏通和灸的温和作用，不但可以调节下焦气机，亦可以温补命门之火，共奏补肾固摄、约束排尿的功效。

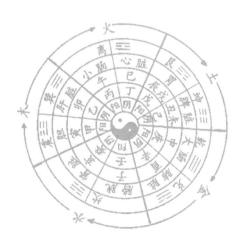

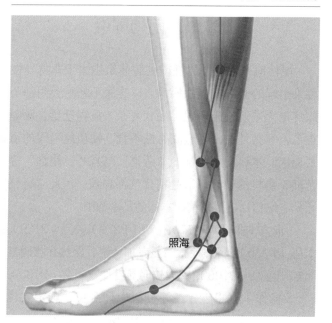

照海

① 严格消毒，针后应嘱患者保护针孔，2 日内勿沾水，以防感染；② 针刺时把握好针刺深度和进针角度，切勿伤及膀胱和重要神经，针刺前嘱患者排空膀胱；③ 注意原发病的配合治疗。

79 慢性前列腺炎

慢性前列腺炎是男性前列腺体组织由于非特异性感染引起的慢性炎症性疾病。以排尿不畅、会阴部坠胀疼痛为主要临床表现，症状复杂，病程迁延，顽固难愈，容易复发，是造成男性不育、性功能障碍的重要原因。本病属中医学的"劳淋""白浊""精浊"等范畴，病机的中心环节是精虚气滞血瘀。因此"行气止痛、培精祛瘀"是治疗本病的基本法则。

［取穴］曲骨（P277）、中极（P279）、关元（P139）、长强（P335）。肾虚症状明显者加肾俞，湿热症状明显者加阴陵泉（P105），脾虚较明显者加三阴交（P135）。

［操作］嘱患者排空小便，取仰卧位，选定穴位后，常规消毒，医者以一手拇指和示指持细火针针柄，另一手持酒精灯靠近取穴部位，将针于灯上烧至白亮，快速刺入穴内 2～3 次，立即敏捷地出针，随后用消毒干棉球按压针孔片刻。小腹部穴位切勿刺太深，一般 0.1～0.3 寸，四肢部可刺 0.5～1 寸，然后更换体位刺长强穴，进针方向为在尾骨内斜向上刺。每 3 日治疗 1 次，5 次为 1 个疗程。

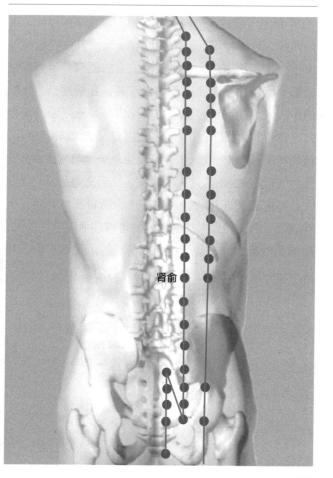

肾俞

[释义] 慢性前列腺炎大多由于恣食辛辣厚味，湿热内蕴，或忍精不射，房劳过度所致。其主要病机是由于湿毒蕴结下焦，气血瘀阻，络脉阻滞。治当行气通络、培精祛瘀，使局部气血旺盛，脉络通畅。任脉的中极穴为膀胱经之募穴，关元穴为足三阴经的交会穴，曲骨穴为任脉、足厥阴经之会穴，功能补肾培元，清热利湿；长强为督脉穴，可以振奋督脉阳气从而激发全身气机；脾经的阴陵泉为合穴、三阴交为足三阴之会穴，可起到调理脾肾、清利湿热、通利三焦之功。火针有明显的改善微循环的功效，可以使血流速度加快，局部血流量增加，从而更好地清除局部代谢产物，共达清热利湿、活血通络、健脾益肾目的。

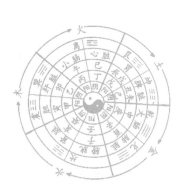

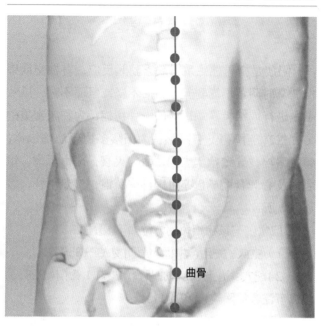

曲骨

① 严格消毒，针后应嘱患者保护针孔，勿沾水，以防感染；② 治疗前嘱患者排空小便，以免刺伤膀胱；③ 嘱患者忌食辛辣油腻之品，忌饮酒吸烟；④ 保持乐观的心情，避免不良情绪刺激。

277

80 阳 痿

阳痿是指男性生殖器缺乏勃起反应，有性交欲望但性交时阴茎不能勃起，勃而不坚或坚而不久，以致难以进行或维持满意性交的一种病症，为临床常见的男性性功能障碍。中医学认为阳痿多由于恣情纵欲，频犯手淫，导致精气虚损，命门火衰，或由思虑、惊恐伤及心脾肾而成，亦可因肝失疏泄，湿热下注，宗筋弛纵所致。

［取穴］与该病相关的穴位如下。

（1）主穴：关元、中极、三阴交（P135）。

（2）配穴：命门火衰者加肾俞（P271）、命门（P281）。湿热下注者加阴陵泉（P105）。

［操作］嘱患者排空小便，选定穴位后，常规消毒，然后点燃酒精灯。一手持酒精灯靠近针刺的穴位，另一手持细火针将针尖、针体烧至发白，迅速准确地刺入穴位，并即刻敏捷地将针拔出。出针后即用消毒干棉球按压针孔以减轻疼痛并防止出血。针刺深度，以小腹部 0.1 ~ 0.3 寸，腰背及下肢部 0.3 ~ 0.5 寸为宜。每 4 日治疗 1 次，8 次为 1 个疗程。

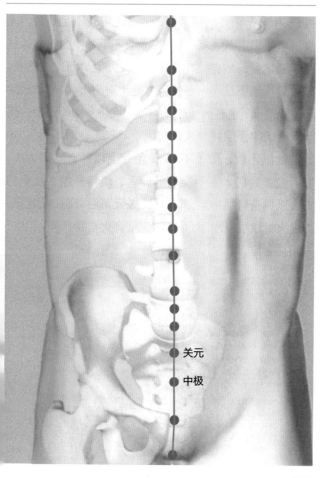

关元

中极

[释义]阳痿的病因复杂，肾之阳气不足则命门火衰，宗筋失主而致痿；或日常饮食不节，嗜食肥甘厚腻及辛辣之品，致湿热内生下注；或因他病而患湿热者，亦可致湿热下注于宗筋所聚之处（前阴），久而导致宗筋弛纵而痿；也有因惊恐、抑郁、忧愁多虑等七情内伤所致者。中医学将其病因归之于"气大衰而不用""热则筋弛纵不收，阴萎不用"。治疗上以补肾壮阳为主，取肾俞、命门、三阴交培补肝肾、填精补髓，壮命门真火以振奋肾经功能，取中极、关元可滋肾阴、壮元阳，加之火针以温肾助阳，肾精充盛，命火自壮，水火相济，则阳痿必愈。

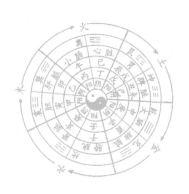

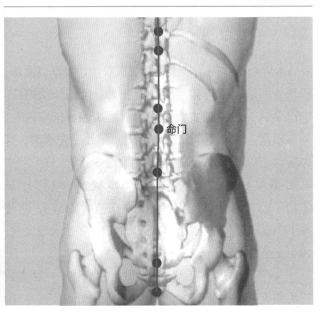

命门

① 严格消毒，针后应嘱患者保护针孔，2 日内不要洗浴，以防感染；② 治疗前嘱患者排空小便，针刺时控制好深度，以免刺伤膀胱；③ 嘱患者忌食辛辣油腻之品，忌饮酒吸烟；④ 保持积极向上的生活态度，避免不良刺激影响情志。

81 水　肿

　　水肿是指体内水液潴留，泛溢肌肤，表现以面部、眼睑、四肢、腹背甚至全身浮肿为特征的一类病症。中医学认为本病症主要是因为风邪袭表、疮毒内犯、外感水湿、饮食不节及久病劳倦，导致肺失通调，脾失转输，肾失开阖，三焦气化不利而成。

　　[取穴]水肿处、肾俞（P271）、关元（P139）、三焦俞（P271）、中极（P279）、足三里（P137）、阴陵泉（P105）。水肿处广泛点刺，其他腧穴每次选取3穴，两组交替针刺。

　　[操作]常规消毒水肿处，取1寸毫针1～2支或三头细火针，烧至通红，快速刺入水肿处皮下5～10毫米深，针间距可在1厘米左右。拔针后即出水，或喷水，快进快出，无定数，压力小者可挤压出水。其他穴位用中粗火针烧至白亮，快速刺入穴位，深0.3～0.5寸，立即出针，出针后用消毒干棉球按压穴位以减轻疼痛。水肿处可每日刺1次，其他穴位隔日针1次，10日为1个疗程。

　　[释义]火针既有针刺机械性穿透疏通，又有灸火

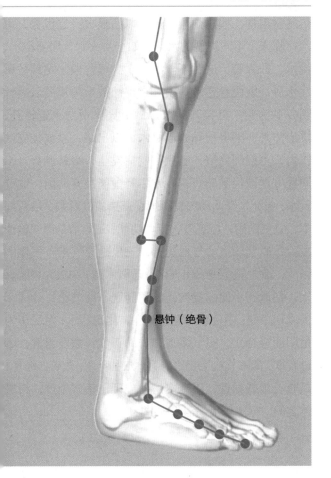

悬钟（绝骨）

热刺激温通，构成灼烙强通，以凸显火针之优势，可治疗临床上不同类型的水肿，如全身大水、局部小水、漫水、凸水等，这对不同病人、病理阶段，尤其是重症水肿，欲快速逆转病机、求得疗效至关重要。火针刺以肿为腧，直接开门放水，引导皮下之水走针孔，排出体外，因势利导给邪（水）以出路，以减轻皮肤压力，可控制病情，避免并发症发生，缓解肿势，不同程度地减轻脏腑负担。方中肾俞能益肾助阳，纳气行水；关元是肾间动气发源地，三焦原气所系，培肾固本，益气助阳，增强气化行水功能；三焦俞是原气输注之处，原气能推动气血运行，三焦是原气敷布气化的场所，取之能促进三焦气化，通调水道；中极为膀胱募穴，是通利小便的要穴，能清膀胱、助气化，开通水道以利小便；阴陵泉可健运脾土，化湿利水；足三里为足阳明经合穴，多气多血，扶助正气，激发胃气，增进食欲，加强气血生化之源，补充血容量，改善血循环，具有补虚特异性，正合本病为虚证。诸穴相配，纠机体之偏，标本兼治，消除水肿。

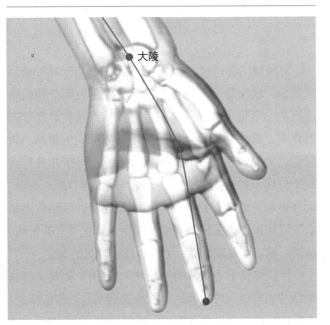

大陵

① 严格消毒，针刺放水后应嘱患者保护针孔，不要洗浴，以防感染；② 掌握好水肿处每次放水的量，不可放水过多，以免引起水液紊乱；③ 嘱患者忌食辛辣之品，忌饮酒吸烟。

82 急性肾绞痛

肾绞痛又称"肾、输尿管绞痛",是由于某种病因使肾盂、输尿管平滑肌痉挛或管腔的急性部分梗阻所造成的,多见于泌尿系结石症,其特点是突然发作剧烈疼痛,疼痛从患侧腰部开始沿输尿管向下腹部、腹股沟、大腿内侧、睾丸或阴唇放射,可持续几分钟或数十分钟,甚至数小时不等。发作时常伴有恶心呕吐、大汗淋漓、面色苍白、辗转不安等症状,可伴有肉眼血尿或脓尿,排尿困难或尿流中断,肾区可有叩击痛,病情严重者可导致休克。为内科急诊常见的急症。

肾绞痛属于中医学的"石淋""砂淋"范畴。泌尿系结石的形成与肝、脾、肾及水道通调与否密切相关。中医辨证可归结为肾气不足,精气亏虚;脾失健运,蕴久化热;肝失调达,升降失序;以上诸因均可导致气虚,膀胱气化不利,开阖失司,水湿不化,浊物沉积成沙。

[取穴] 与该病相关的穴位如下。

(1) 主穴:肾俞(P271)、三焦俞(P271)、关元(P139)、阴陵泉(P105)、三阴交(P135)、中封(P331)、水道(P297)。

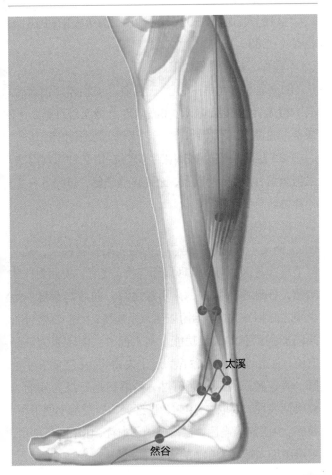

太溪

然谷

（2）配穴：血海（P087）、太冲（P261）、委阳（P181）、合谷（P083）。

［操作］具体操作如下。

（1）肾俞、气海、关元、三焦俞、水道：常规消毒后，取中粗火针（直径1毫米）在酒精灯上烧红后直刺2～3毫米，速进出，不留针，术毕以干棉球按压针孔。

（2）阴陵泉、三阴交、中封等穴位：用毫针深刺泻法，强刺激留针30分钟以上，直到疼痛缓解，每隔5～10分钟捻转行针1次。

每日治疗1次。

［释义］肾俞、三焦俞均为足太阳膀胱经穴，又均位于背部肾区，可以调理局部气机；气海、关元为任脉穴位，任脉起于胞中，为阴脉之海，向后与督脉、足少阴之脉相并，故可治泌尿生殖系疾病；上述穴位合用，共同加强膀胱的气化功能，利水通淋。阴陵泉为脾经穴位，主治小便不利，脾病运化失司等病；三阴交主治肝、脾、肾三经病，而石淋、砂淋正是三经为病的一种典型表现，故取之；中封为肝经经穴，主治小便不利、腰痛、少腹痛等痛症。血海理一切血症，血尿时可加用，湿热重加太冲、委阳、合谷。

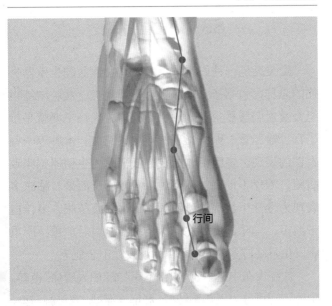

行间

肾绞痛是内科急症，针灸治疗以清利湿热、通淋止痛为治则，在急性镇痛方面具有很大的优势。但对泌尿系结石的排石治疗具有一定的选择性，一般结石的直径不超过1厘米为宜，过大的结石还是以碎石或手术等综合疗法治疗，针灸可以起到辅助止痛、解痉的作用。

83 慢性盆腔炎

盆腔炎是一种妇科常见病，是女性盆腔生殖器炎症的总称，包括子宫炎、输卵管卵巢炎、盆腔结缔组织炎及盆腔腹膜炎。一般所指的盆腔炎症主要就是指子宫、输卵管、卵巢出现的渗出、充血、水肿等一些炎性的表现。多因机体抵抗力低下时内生殖器感染致病菌，治疗不彻底、不及时，慢性迁延而来。临床多表现为慢性下腹痛、腰骶部酸痛、下腹坠胀，多伴白带增多、异味，反复发作，经期或劳累后加重，严重者发生月经过多、淋漓不尽、继发性不孕症等。

盆腔炎在中医学属于"带下病"或"妇人腹痛"范畴。中医辨证可分为湿热瘀结型，肝郁气滞型，寒湿凝滞型。

[取穴] 与该病相关的穴位如下。

（1）主穴：中极（P279）、带脉（P303）、三阴交（P135）、次髎（P329）、阴陵泉（P105）。

（2）配穴：湿热瘀结型取蠡沟、水道（P297）、归来（P297）。肝郁气滞型取足临泣（P293）、肝俞（P327）、太冲（P261）。寒湿凝滞型取脾俞（P217）、肾俞（P271）、水道、归来。

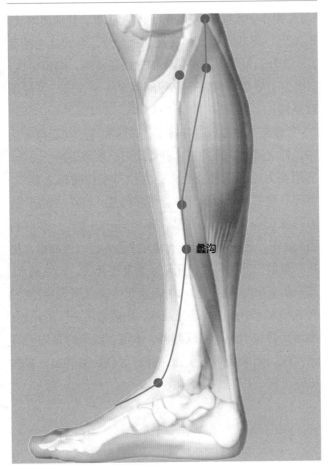

蠡沟

［操作］术前排空膀胱，选中粗火针，局部速刺法，不留针。腹部穴位针刺深度3～5分，余穴针刺深度1～3分。针毕，局部用干棉球按压片刻，隔日1次，7次为1个疗程，每个疗程间休息4～5日，月经期宜停针。

［释义］中极穴在任脉上，带脉和任脉均起自于胞中，针之可以调理冲任、补肾助阳、散寒逐瘀、止带。三阴交为足三阴经交会穴，为妇科疾病调理之要穴，可疏肝健脾补肾、调气血、化瘀利湿。足临泣属胆经，为八脉交会穴，通于带脉，属胆与肝相表里，疏肝利胆；此外，足临泣是胆经五输穴之俞穴，穴性属木，更兼具疏散湿邪的作用。阴陵泉为脾经合穴，穴性属水，与三阴交相配，温中运脾，善治腹寒疼痛。《针灸甲乙经》有"妇人阴中痛，少腹坚急痛，阴陵泉主之"的论述。次髎，补益下焦，强腰利湿。水道、归来为足阳明胃经穴位，阳明经多气多血，针之可以补益气血，提振机体正气。其他穴为经验用穴。

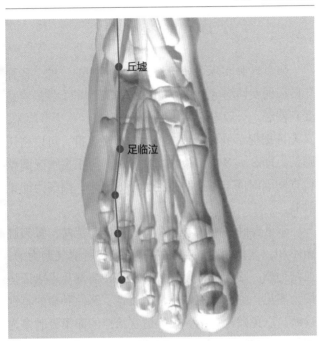

丘墟

足临泣

① 治疗期间，针刺局部 24 小时内避免沾水；② 寒湿重者，可配合温灸关元、足三里；③ 注意劳逸结合，调节情志，加强个人卫生。

84 卵巢囊肿

卵巢囊肿实际上属于广义卵巢肿瘤的一种，各种年龄段的女性均可患病，尤以 20—50 岁的女性最容易受到侵袭。一般来说，如果卵巢囊肿直径小于 5 厘米，又无证据提示肿瘤的话，多为功能性囊肿，可以密切随访，即 2 ~ 3 个月检查 1 次，以后再根据情况调整检查间隔时间。若囊肿直径大于 5 厘米，则多为卵巢肿瘤。

卵巢囊肿在中医学上属于"癥瘕"范畴，多因脏腑不和，气机阻滞，瘀血内停所致，所谓气聚为瘕，血结为癥。临床辨证以气滞、血瘀、痰湿及毒热证型最为多见。临床上应特别注意良性、恶性肿瘤的鉴别诊断，以免贻误病情。火针适宜治疗的卵巢囊肿多为单纯性囊肿，辨证分型为气滞型、血瘀型、痰湿型、毒热型。

［取穴］与该病相关的穴位如下。

（1）主穴：阿是穴、中极、痞根（P299）、关元（P139）、三阴交（P135）。

（2）配穴：气滞型取列缺（P333）、合谷（P083）、

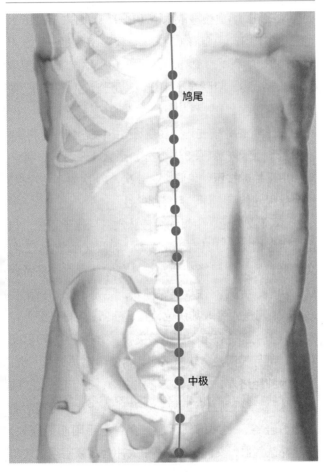

鸠尾

中极

太冲（P261）。血瘀型取水道（P297）、归来（P297）、足三里（P137）、血海（P087）。痰湿型取足三里、丰隆（P215）、脾俞（P217）、地机（P247）。毒热型取行间（P289）、阴陵泉（P105）、足临泣（P293）、曲池（P093）。

[操作]治疗前先排空膀胱,选用中细火针,速刺法,不留针。腹部穴刺深3～5分，余穴1～3分。针毕局部用干棉球按压。每周2～3次，10次为1个疗程，每个疗程间休息1周，月经期停针。

[释义]关元、中极均为任脉穴，且位于下焦，与足三阴经相交会，具有培元固本、补益气血之功；三阴交为肝、脾、肾三经交会穴，具有健脾利湿、补肾调血的功效，尤为女性重要保健穴，更是治疗妇科诸病之圣穴；阿是穴为取其病位，直达病所；痞根是经外奇穴，位于腰部，在第1腰椎棘突下，脊柱正中旁开3.5寸处，可行气活血，软坚消痞，治腹中痞块经久不愈；列缺为肺经络穴，为八脉交会穴之一，通于任脉，"肺朝百脉"，气行则血行，故针之有通调任脉、行气活血之功。合谷、太冲行气活血。合谷为手阳明经原穴，既能补益气血，又能健运脾胃；太冲为足厥阴经输穴和

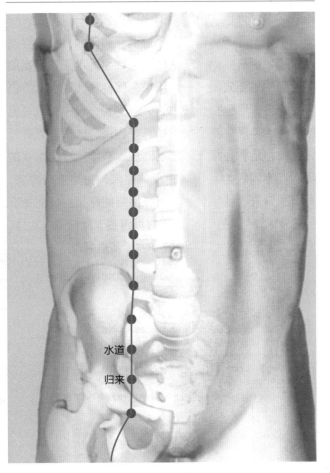

水道

归来

原穴，二者合用，中医学谓之四关穴，一气一血、一阳一阴、一升一降，使升降协调，阴阳顺接，共奏调理脏腑、平衡阴阳、通达气血的妙用。足三里是足阳明胃经的主要穴位之一，历来为保健要穴，有调节机体免疫力、增强抗病能力、调理脾胃、补中益气、通经活络、疏风化湿、扶正祛邪等作用。地机穴为脾经之郄穴，是脾经经气深集的部位，有渗散脾土水湿的功能。丰隆穴为足阳明胃经的络穴，为除痰湿要穴，有调和胃气、祛湿化痰、通经活络的作用。行间是肝经的荥穴，"荥主身热"，故有泻湿热、除浊毒之功效。曲池穴为手阳明大肠经合穴，善于清热解毒。

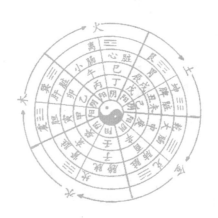

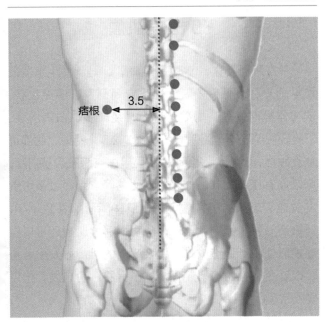

3.5

痔根

专家提示

① 治疗期间，局部 24 小时内避免沾水；② 寒湿重者温灸关元、足三里；③ 注意劳逸结合，调节情志；④ 密切随访观察肿瘤变化情况，定时复查 B 超及肿瘤相关的标记物，如有恶变倾向应及时手术治疗。

85 子宫肌瘤

子宫肌瘤又称"子宫平滑肌瘤"，是女性生殖器最常见的一种良性肿瘤。女性生育期高发，多无症状，常在体检时发现，少数表现为月经增多、白带增多、下腹轻微坠胀不适。肌瘤增大超过 2.5 个月时，腹部可触及肿物，质硬，多活动，在晨起排空膀胱后易扪及，可以伴有压迫症状，如尿频、便秘等。月经量多可继发贫血和感染，子宫黏膜下及肌壁间肌瘤易致不孕，妊娠后易发生流产、早产，子宫下部大肌瘤还可以在分娩时梗阻产道造成难产，浆膜下的肌瘤如发生蒂扭转或红色变性时可引起疼痛。子宫肌瘤可单发，但以多发常见。

中医学将子宫肌瘤归为"癥瘕"的范畴，认为本病多由于正气虚弱、七情内伤、脏腑功能失调引起冲任失养、气血运行不畅，气滞血瘀，痰湿凝滞于胞宫，聚积日久不散而成结，实为本虚标实之症。一般辨证分型为肝郁气滞型、气虚血瘀型、痰湿互结型。

〔取穴〕与该病相关的穴位如下。

（1）主穴：关元（P139）、水道（P297）、归来

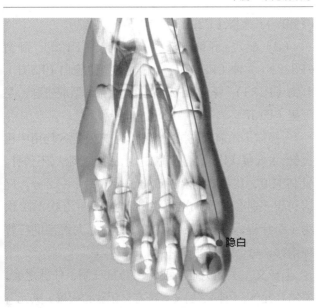

隐白

① 治疗期间，局部 24 小时内避免沾水；② 注意休息，避免劳累，调节情志；③ 定期复查 B 超以确定疗效，3 个月 1 次，连续半年；观察期间，如果肌瘤短期生长加快，应注意是否有恶性变可能；继发重度贫血及压迫症状等

（P297）、痞根（P299）、膀胱俞（P257）。

（2）配穴：肝郁气滞型取三阴交（P135）、肝俞（P327）、太冲（P261）。气虚血瘀型取隐白（P301）、气海（P133）、肾俞（P271）。痰湿互结型取带脉、足三里（P137）。

［操作］术前宜先排空膀胱，主穴及配穴均用中粗火针，主穴每次均取，配穴酌加。手法行速刺法，不留针。针刺深度，腹部穴为 3 ~ 5 分，余穴为 1 ~ 2 分。同时可温灸神阙穴 15 分钟。每周治疗 2 ~ 3 次，12 次为 1 个疗程，一般需要治疗 3 个疗程。月经期间应暂停治疗，每个疗程间隔 5 ~ 7 日。

［释义］关元为任脉要穴，乃足三阴、任脉之会，善培补元气，《神应经》《普济方》记载："瘕聚，关元"；水道、归来为胃经穴位，阳明经多气多血，针之可行气活血，且二穴位于下腹部，亦遵循局部取穴的近治原则，《针灸甲乙经》记载："胞中瘕，子门寒，引髋髀，水道主之"；痞根为经验用穴，主一切腹中痞块、痞块经久不愈；膀胱俞清热利湿，通经活络，《黄帝明堂灸经》记载："膀胱俞，女人瘕聚，烦满，汗不出，小便赤黄"。余穴为相应辨证取穴。

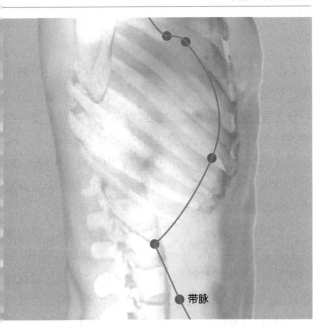

带脉

专家提示

要及时手术治疗，以免贻误病情；④ 中医学认为子宫肌瘤因脏腑功能失调、气滞血瘀而成。如果子宫肌瘤直径小于 5 厘米，完全可以使用中医疗法，使其消散；中医方法亦可用于对子宫肌瘤的控制，抑制使其不再增大。

86 小儿遗尿

小儿遗尿症是指 5 岁以上的小儿不能自主控制排尿，经常睡中小便自遗，醒后方觉的一种病证。临床可分为原发性遗尿和继发性遗尿两种，前者是指持续的或持久的遗尿，其间控制排尿的时期从未超过 1 年；后者是指小儿控制排尿至少 1 年，但继后又出现遗尿。小儿遗尿症大多数属于功能性，其症状与白天疲劳程度、家庭环境、对新环境的适应性等因素有关。

中医学认为小儿为稚阴稚阳之体，"遗尿"多由肾气不足，下元虚寒，不能温养膀胱，膀胱气化失司，闭藏失调所致；或脾肺气虚，膀胱失约，小便自遗或睡中自出；或素有痰湿内蕴，入睡深沉，不能唤醒而致遗尿。治以温补肾阳，化痰祛湿，培补脾肺之气。

［取穴］与该病相关的穴位如下。

（1）主穴：关元、中极、气海（P133）、三阴交（P135）。

（2）配穴：命门（P281）、肾俞（P271）、脾俞（P217）、丰隆（P215）、百会（P201）、神阙（P339）。

［操作］依病情辨证，虚寒重加神阙，禁针，用艾灸，每日 1 次，每次半个小时；常规消毒余穴位，以细短

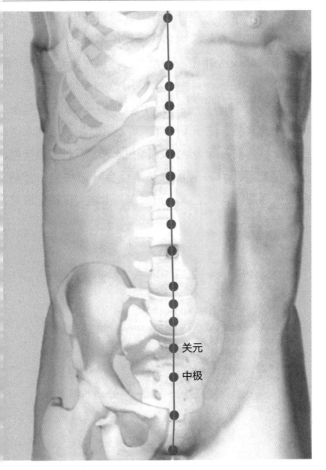

关元

中极

火针，在酒精灯上烧针至红亮，速进速出，除百会穴点刺外，其他穴刺深约 2 毫米，均不留针。术毕，以消毒干棉球按压针孔，至无出血，再次消毒针孔。嘱24 小时内勿沾水，每周 2 次，10 次为 1 个疗程。

　　[释义] 神阙艾灸主治一切虚损湿寒；关元、气海、中极任脉穴位，位于下腹部，可温补肾阳，通调水道；三阴交、脾俞补脾肾之气，渗利水湿；丰隆善除痰湿，尤其是肥胖患儿多痰湿蕴结。百会升阳举陷，肾俞、命门横通两肾，针之以培元固本。上述穴位辨证取之，穴精而效宏。

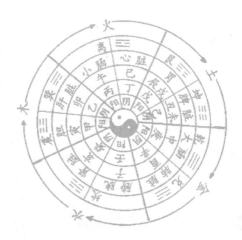

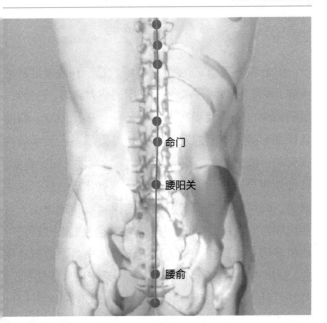

命门

腰阳关

腰俞

许多遗尿患儿并非有器质性病变，多由于幼儿时期排尿训练不正确，另外对于年龄较大的患儿要耐心温和，不要嘲笑训斥，以免给孩子造成更重的心理负担，导致自卑自闭。注意患儿外阴部的清洁卫生以防继发泌尿系感染。

87 帕金森病

帕金森病又称"震颤性麻痹",是一种缓慢进行性疾病,多发生于50—80岁,临床表现为震颤、肌强直、运动减少、姿势及步态不稳、起步及止步困难、假面具样面容等。本病的发生与纹状体黑质多巴胺系统损害有关,最主要的是原因不明性(特发性)帕金森病,其他如甲型脑炎后、动脉硬化及一氧化碳、锰、汞中毒等,均可产生类似震颤性麻痹症状或病理改变,这些统称为帕金森综合征。中医学中,此类病属于"颤证",病机多因年老体虚,情志不遂,劳逸失当,致筋脉失养,肝风内动。与肝、脾、肾三脏关系密切。肾气不足,肾精亏耗,虚阳内动,脑髓失养;情志不遂暴怒伤肝,肝气不舒,肝风内动而头摇;脾虚气少,筋脉失养,或思虑太过,神伤精损,脑髓不实,而发为头摇、肢颤。

[取穴] 与该病相关的穴位主要有三组。

(1)本神、大椎(P091)、百会(P201)、长强(P335)、风池(P119)、四神聪(P311)。

(2)合谷(P083)、太冲(P261)、三阴交(P135)、足三里(P137)、丰隆(P215)。

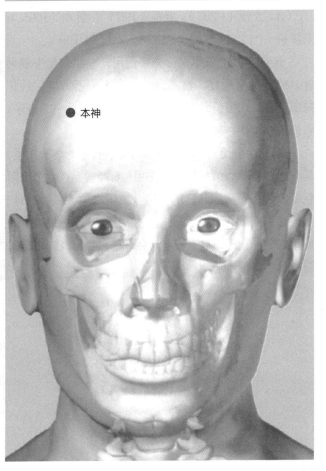

● 本神

（3）太溪（P287）、肾俞（P271）、肝俞（P327）、阳陵泉（P153）、气海（P133）、关元（P139）。

［操作］以上三组穴位交替使用，一组穴用中细火针，烧针身至通红，浅刺，约1毫米，不留针，针孔按压消毒。二组、三组穴位，中粗火针速刺3～5毫米。隔日治疗1次，30次为1个疗程。

［释义］一组穴位，大椎、百会、长强为督脉穴位，具有通调督脉、镇静息风的作用；四神聪、风池为少阳胆经穴位，有醒脑开窍的作用。二组穴位有滋补肝肾、祛痰健脾搜风的作用。三组穴位，补益肝肾，平肝潜阳，填精益髓。上三组联合交替应用，固本培元，滋养气血，濡润筋脉，标本兼治。

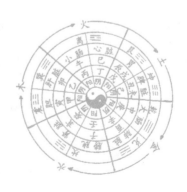

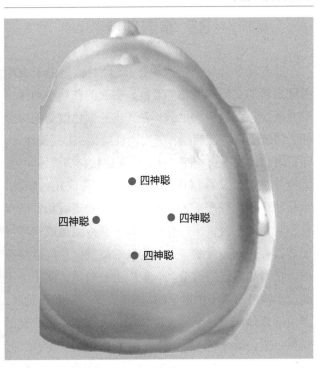

此病较为顽固，治疗周期长，很难根治，平时要加强情志的调摄，注意节制饮食，加强生活的护理。

88 雷诺现象

雷诺现象又称"肢端动脉痉挛症",是由于支配周围血管的交感神经功能紊乱,引起的肢端小动脉痉挛性疾病,引起手或足部一系列皮肤颜色改变的综合征。传统上将雷诺症状者分为两种类型:①原发性者,即雷诺病,找不到任何潜在疾病而症状和病情缓和者。②继发性者,又称雷诺现象,兼患一种或几种疾病,症状和病程比较严重者。目前多已把雷诺病和雷诺现象归并,统称为雷诺综合征。常于寒冷刺激或情绪激动等因素影响下发病,表现为肢端皮肤颜色间歇性苍白、发绀和潮红的改变。一般以上肢较重,偶见于下肢。本病可归属于中医学的"痹症"或"脱疽"范畴,多由于素体阳虚、筋脉失养,或饮食起居不慎,复感受风、寒、湿、邪,留于体内,客于四肢,寒湿阻滞,筋脉不通肢末失于温煦而痛。火针治疗具有温通、祛寒、化瘀等优势。

[取穴]与该病相关的穴位如下。

(1)主穴:阿是穴、关元、太冲(P261)、合谷(P083)、气海(P133)、足三里(P137)、三阴交(P135)、阳

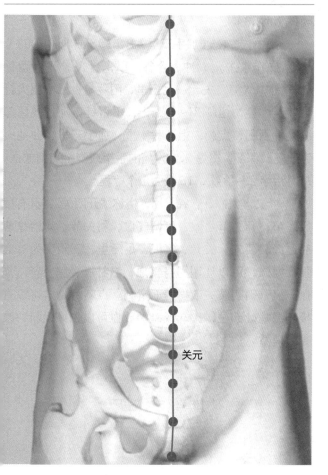

关元

陵泉（P153）。

（2）配穴：上肢加手三里（P151）、曲池（P093）。

［操作］主穴太冲、合谷，以毫针平补平泻留针30分钟，气海、关元、足三里、阳陵泉，以中粗火针烧针至红亮，速刺3～5毫米，不留针，阿是穴局部细火针围刺、点刺，上肢病变重，加手三里、曲池火针速刺，深2～3毫米，疼痛的手指或脚趾点刺放血。每周治疗2～3次，15次为1个疗程。

［释义］太冲、合谷合用，俗称"开四关"，具有搜风理痹，开关节之效，可调气血、利关节，为治疗痹症之经验要穴。关元、气海、足三里、三阴交为补虚强壮要穴，可以通调周身气血，滋补肝、脾、肾，气血充盛，则四肢关节得养而滑利。点刺阿是穴可以直接刺激病灶部位，指端或趾端放血可以祛瘀生新，改善末梢循环。

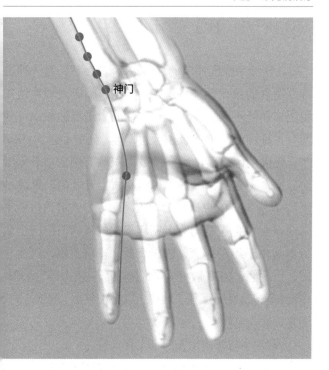

神门

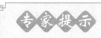

本病患者平时要注意保暖，避免受寒，同时要严格戒烟。
治疗当日避免针孔处沾水。

89 老年性痴呆

老年痴呆症即所谓的"阿尔茨海默病"，是一种进行性发展的致死性神经退行性疾病，临床表现为认知和记忆功能不断恶化，日常生活能力进行性减退，并伴有各种神经精神症状和行为障碍。研究显示，2000年，美国的阿尔茨海默病例数为450万例，年龄每增加5岁，阿尔茨海默病的患病率将上升2倍，也就是说，60岁人群的患病率为1%，而85岁人群的患病率为30%。可见这是与衰老密切相关的疾病。中医学认为本病由于年老体衰，脏腑衰微，肾精不藏，气血亏虚，上不能荣养脑髓，下不能濡润四肢，病人行为乖张、多疑、善忘，甚而痴狂。治疗上以补益气血、醒脑开窍、固本培元为总则。

［取穴］与该病相关的主穴有三组。

（1）人中、百会（P201）、四神聪（P311）。

（2）气海（P133）、关元（P139）、足三里（P137）、天枢（P219）、丰隆（P215）。

（3）肾俞（P271）、命门（P281）、大椎（P091）、绝骨（P283）、神道（P319）。

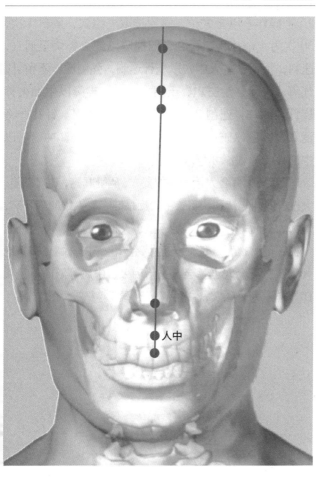

人中

　　[操作]以上穴位，每次选取一组穴，隔日1次，30次为1个疗程。百会、四神聪以细火针烧至通红，速刺，不留针。人中穴以毫针速刺，强刺激，不留针。气海、关元、足三里、天枢、绝骨、丰隆以中细火针烧针至通红，速刺3～5毫米，快进快出。针孔严格消毒，按压以防出血。肾俞、命门、大椎、神道、以中细火针速刺深2毫米。

　　[释义]百会为治痴呆的要穴，醒脑开窍，升阳举陷。大椎、四神聪清利头目，主治痴呆健忘。人中醒脑开窍，气海、关元培元固本。足三里、天枢、肾俞、命门补益气血，健脾益肾，气血充盛则经脉得养，脑髓充实。绝骨为八脉交会穴之髓会，主治痴呆、中风等髓海不足疾病。神道为督脉穴，主治健忘、癫狂等精神、神志病。

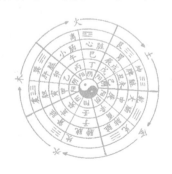

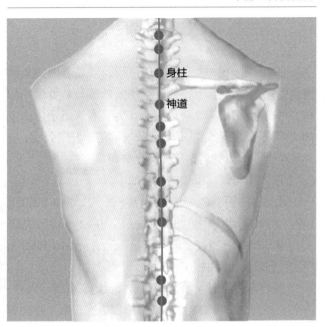

身柱

神道

老年性痴呆是一种不可逆的病理改变，针灸治疗并不能完全治愈，但能在一定程度上减缓病程的进展，提高患者的生活质量，减轻家庭的负担，同时家人的悉心照顾和关爱也对延缓病情发展有很大的作用。

319

90 抑郁症

抑郁症是一种常见的心理障碍，以显著而持久的情绪低落为主要临床特征，且情绪低落与其处境不相称，严重者可出现自杀念头和行为。本病属于中医学的"郁证"，多因情志不遂致肝气郁结，肝失条达；肝气乘脾土，脾失健运，气血运化失司，心神失养。

[取穴] 与该病相关的穴位如下。

（1）主穴：百会（P201）、合谷（P083）、太冲（P261）、风池（P119）、印堂（P323）、内关（P249）、神门（P315）。

（2）配穴：谵语、心俞（P325）、肝俞（P327）、胆俞（P327）、膻中（P231）。

[操作] 以毫针刺百会、印堂、风池、合谷、太冲、内关、神门，留针30分钟，每个日1次。每个疗程间休息1周。将中粗火针烧至通红，速刺心俞、肝俞、胆俞、谵语等穴位，深达2毫米，不留针，隔日1次，10次为1个疗程。

[释义] 百会、印堂、风池合用，具有疏风镇静的作用；合谷、太冲调理气血，疏肝解郁；内关、神门宽胸理气，镇静安神；心俞、肝俞、胆俞、谵语安神养血柔肝，疏泄郁滞之气。

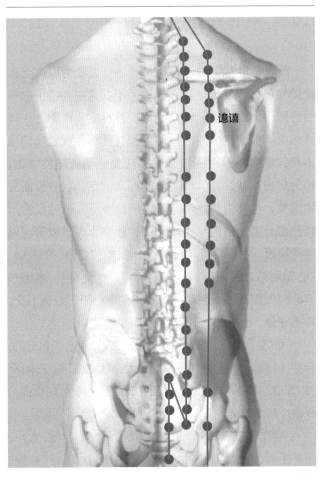

譩譆

91 焦虑症

焦虑是最常见的一种情绪状态。表现为以广泛和持续性焦虑以及反复发作的惊恐不安为主要特征的神经性障碍，是人体一种自我保护性反应，也称为生理性焦虑。但当焦虑的严重程度和客观事件或处境明显不符，或者持续时间过长时，就变成了病理性焦虑，称为焦虑症状，符合相关诊断标准的话，就会诊断为焦虑症，也称为焦虑障碍。临床诊断可以通过汉密尔顿焦虑量表，由医生进行测评，社交焦虑量表等可以参考诊断。中医学将其归属于"惊悸""怔忡"的范畴，"心无所依，神无所归，虑无所定，气乱矣"，多因平素心胆气虚，感受惊吓，伤及肾精、心阳。心肾不交，神不守舍，心神不安，坐卧不宁。

［取穴］神庭、印堂、心俞（P325）、百会（P201）、合谷（P083）、太冲（P261）、太溪（P287）、三阴交（P135）、内关（P249）、神门（P315）、脾俞（P217）、肾俞（P271）。

［操作］以毫针刺、百会、神庭、印堂、合谷、太冲，平补平泻，留针30分钟，每日1次，10次为1个疗程。

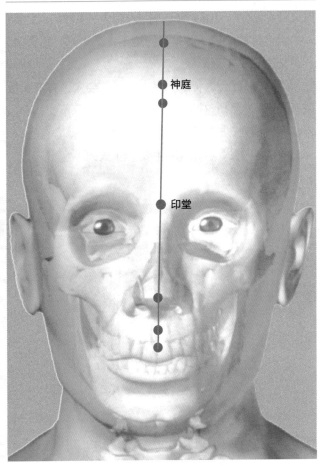

神庭

印堂

以火针刺余穴，以细火针浅刺、点刺内关、神门、太溪；以中粗火针刺心俞、脾俞，深达 1 ~ 2 毫米，刺肾俞、三阴交达 3 ~ 4 毫米深。

［释义］百会为督脉、足太阳经交会穴，有清头散风、开窍醒神之功；神庭主治烦闷恍惚，惊寐不安；太冲、合谷理气活血，加印堂以助其力，镇静安神，心有所养，神有所依；内关、神门宽胸利膈，主失眠不寐。

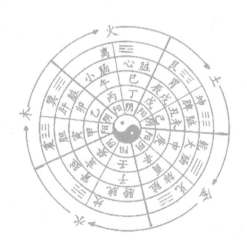

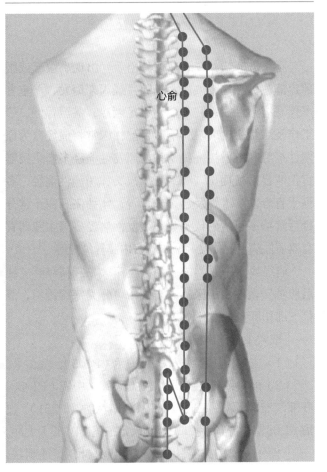

心俞

92 痛 经

痛经是指妇女在经期及其前后，出现小腹部或腰部疼痛，甚至痛及腰骶。每随月经周期而发，严重者可伴恶心呕吐、冷汗淋漓、手足厥冷，甚至昏厥，给工作及生活带来明显影响。目前临床常将痛经分为原发性痛经和继发性痛经两种。原发性痛经多指生殖器官无明显病变而出现痛经者，故又称功能性痛经，多见于青春期、未婚及已婚未育者，此种痛经在正常分娩后疼痛多可缓解或消失。继发性痛经多因生殖器官有器质性病变，如盆腔炎、子宫内膜异位症等。

痛经属于中医学的"经行腹痛""经前腹痛""经后腹痛"范畴。中医临床辨证常可分为寒湿凝滞，肝郁气滞和肝肾亏损三种类型。

［取穴］与该病相关的穴位如下。

（1）主穴：中极（P279）、关元（P139）。

（2）配穴：寒湿凝滞取次髎（P329）、中脘（P133）。肝郁气滞取肝俞、三阴交（P135）、太冲（P261）、血海（P087）。肝肾亏损取三阴交、足三里（P137）、太冲。

［操作］术前排空膀胱，取中粗火针，行速刺法，

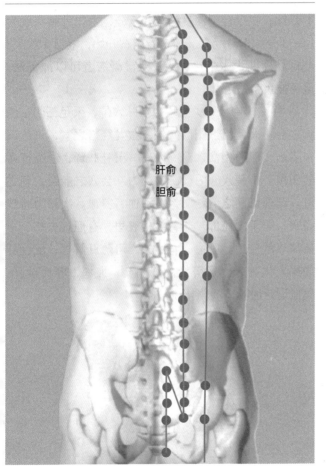

肝俞

胆俞

不留针。中极针刺深度为 3 ~ 5 分,余穴针刺深度为 1 ~ 3 分。于月经来潮前 1 周左右开始,隔日 1 次。3 个月经周期为 1 个疗程。对寒湿凝滞者可以加灸法,重灸神阙和关元。

[释义]中极和关元均为任脉穴位,系足三阴、任脉之会。火针温热刺激穴位,激发经络之气,可达调和阴阳、疏通瘀滞、温煦冲任、温补肝肾、通经行血的作用。中脘穴亦为任脉穴,为八会穴之腑会,刺之可以调理脏腑之气,温经、活血、养血。次髎为膀胱经穴,居于腰骶部,与肾经相表里,有理气去瘀、止痛清热的作用。肝俞为背腧穴,可疏肝解郁,配合肝经原穴太冲,以及脾经的三阴交、血海,养血柔肝。气血运行通畅,"通则不痛"。

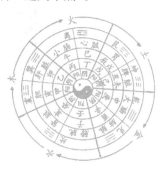

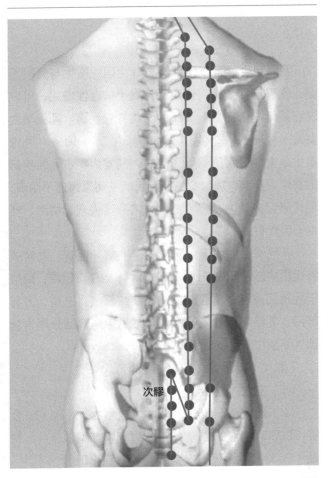

次髎

93 乳腺增生

乳腺增生症是正常乳腺小叶生理性增生与复旧不全，乳腺正常结构出现紊乱，属于病理性增生，可以说它是既非炎症又非肿瘤的一类乳腺疾病。乳腺增生多发于 30—50 岁女性，发病高峰为 35—40 岁。乳腺增生是女性最常见的乳房疾病，其发病率占乳腺疾病的首位。目前，乳腺增生症真正的发病原因还不明确，现代研究多认为，它的发生与内分泌失调、情绪、环境等因素有关。

乳腺增生症属于中医学的"乳癖"范畴，发病多因忧思恼怒，肝失条达，肝气郁结；或痰湿阻滞，聚结于乳房而成乳癖。遇经前、经期冲脉气血充盛，多有郁滞，乳络不畅，不通则痛。常见中医辨证分型为肝郁气滞型和胃虚痰滞型。

［取穴］与该病相关的穴位如下。

（1）主穴：阿是穴。

（2）配穴：肝郁气滞型取太冲、太渊（P333）、合谷（P083）、足临泣（P293）。胃虚痰滞型取合谷、列缺（P333）、足三里（P137）、丰隆（P215）。

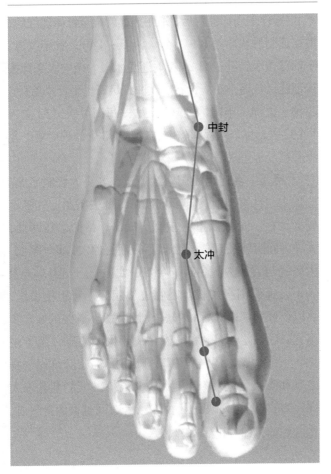

中封

太冲

[操作]局部消毒后，取中粗火针烧至针体通红后，散在速刺肿块局部3～5针，深1～2分，针毕消毒，干棉球按压针孔，嘱24小时避免水湿。余穴以毫针按辨证施以补泻手法。合谷、太冲、足三里平补平泻；足临泣、太渊、丰隆、列缺用泻法；每周2次，20次为1个疗程，每个疗程间隔1周。连续3个疗程后复查乳腺彩超及钼靶X线片。

[释义]乳房为足阳明经所过，乳头为肝经所属。肝属木，性喜疏泄，抑郁恼怒可致肝失条达，气机不畅而为病。足厥阴肝经挟胃、属肝、络胆，布两肋，太冲为厥阴肝经原穴；合谷为手阳明经原穴，多气多血，大肠经与胃经为同名经，合谷、太冲一阳一阴，一上一下，通调周身气机。足临泣属胆经，肝胆相表里，可以疏肝解郁；太渊、列缺分别为手太阴肺经的原穴和络穴，《灵枢·经脉》记载："肺手太阴之脉，起于中焦，下络大肠，还循胃口""肺朝百脉""肺统司一身之气和呼吸之气"；《针灸大成》记载："气刺两乳求太渊，未应之时泻列缺"；应用以上诸穴，可通调周身气血，宽胸解郁，理气止痛消癖。

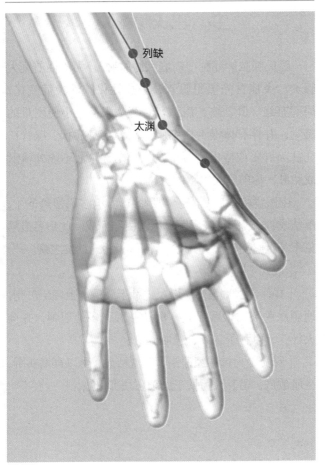

列缺

太渊

94 巴氏腺脓肿

巴氏腺脓肿亦称"前庭大腺脓肿",为急性前庭大腺炎。炎症首先侵犯腺管,呈急性化脓性炎症变化,局部有红、肿、热、痛。有时有坠胀及大小便困难的感觉,并伴有体温、白细胞升高等全身症状。腺管口往往因肿胀或渗出物凝集发生阻塞,脓液不能外流形成脓肿,称前庭大腺脓肿。

中医学将本病归属于"阴疮"范畴,多因湿热下注,蕴结成毒;或因正气虚弱,寒湿凝结而成。此病名最早见于《金匮要略》,为阴痒、阴肿、阴痛继发之病。

[取穴]阿是穴。

[操作]局部消毒,以粗火针于酒精灯上烧至白亮,速刺脓肿波动最明显处,深达脓腔,多处速刺,并摇大针孔,以利于脓液、恶血流出。

[释义]火针温经通络,益气活血,可以直捣病所,生肌敛疮,借其火力扶正助阳、祛邪引热。

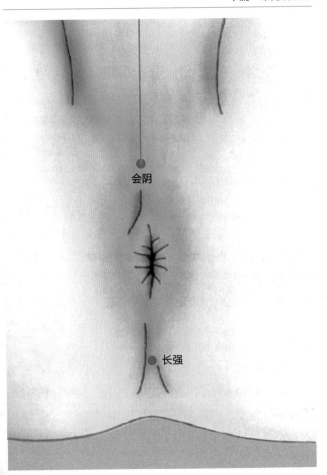

会阴

长强

95 不孕症

不孕症是指夫妇婚后同居2年以上，男方生殖功能正常，未避孕而女方从未受孕；或曾孕育过，未避孕又2年以上未再受孕者，称为"不孕症"。前者称为"原发性不孕症"，后者称为"继发性不孕症"。西医学认为女性不孕的原因主要与排卵功能障碍、盆腔炎症、盆腔肿瘤和生殖器官畸形等疾病有关。

中医学古称"全不产"或"断续"，先天畸形和生理缺陷不在中医治疗范围内。肾主生殖，肾气不足，冲任气血失调，不能受孕。辨证分型有肾虚型，肝郁型，痰湿型，血瘀型。

[取穴]与该病相关的穴位如下。

（1）主穴：关元（P139）、足三里（P137）、三阴交（P135）、中极（P279）。

（2）配穴：肾虚型取大赫、神阙（P339）、气海（P133）、肾俞（P271）、命门（P281）、归来（P297）。肝郁型取太冲（P261）。痰湿型取丰隆（P215）、地机（P247）。血瘀型取膈俞（P217）、脾俞（P217）、血海（P087）。

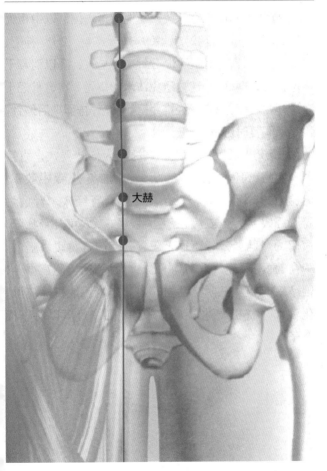

大赫

［操作］术前排空膀胱，常规消毒穴位，以中粗火针速刺不留针，腹部腧穴刺深3分，余穴1～2分。神阙、气海不用火针，用温灸20分钟。术毕，针孔以消毒干棉球按压，嘱24小时内避免沾水。每周3次，月经干净后开始治疗，只在月经排卵期前治疗，排卵期后停针。治疗期间暂时避孕。

［释义］关元、中极、气海均为任脉要穴，直接调理胞宫，可固冲任，旺气血。神阙加灸法，温中散寒，驱胞宫之寒邪，暖宫助孕。大赫为肾经穴，肾俞为膀胱经穴，肾经与膀胱经互为表里，二穴可补肾壮阳。命门为督脉要穴，可振奋阳气，使胞宫得暖。膈俞、脾俞、血海调理气血，活血化瘀，血海充盈，胞宫得养，则孕育有望。三阴交活血养血。丰隆、地机除痰湿，化浊邪，气机调达，元阳充盛，则"月事以时下而有子"。

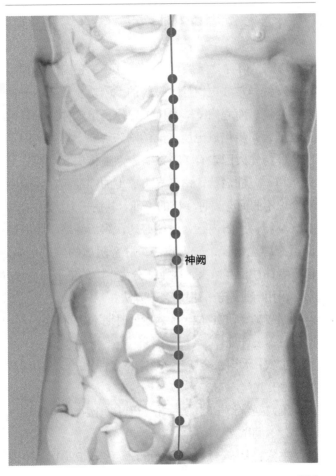

神阙

96 癫 痫

癫痫，俗称"羊癫风""羊角风"，是因大脑神经元突发性异常放电，导致短暂的大脑功能障碍的一种慢性疾病。而癫痫（羊癫风）发作是指脑神经元异常和过度超同步化放电所造成的临床现象。具体病因不明，多与先天因素有关，或有家族遗传史。其特征呈突然和一过性症状，由于异常放电的神经元在大脑中的部位不同而有多种多样的表现。其病机为痰浊内积，痰气互结，风阳内扰，蒙闭心窍，窜滞经络。中医辨证虽有脾虚痰盛，肝火痰热，肝肾阴虚的偏重不同。但三者往往相互兼夹，很难区分为单一的证型。所以，治疗采用辨证与辨病相结合的方法。

［取穴］所取穴位因疾病所处时期不同而异。

（1）发作期

主穴：水沟、合谷（P083）、太冲（P261）、涌泉（P259）、百会（P201）。

配穴：腰奇（P343）、大椎（P091）、四神聪（P311）。

（2）间歇期

主穴：大椎、鸠尾（P295）、百会（P201）、丰隆

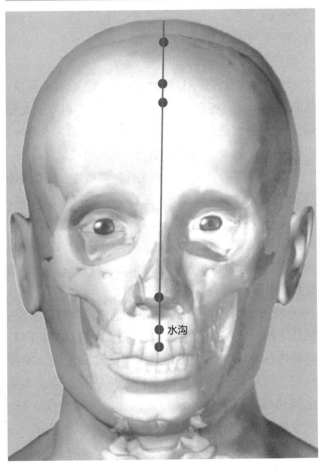

水沟

（P215）。

配穴：筋缩、神庭（P195）。

［操作］具体操作如下。

（1）急性发作期：以毫针速刺水沟、合谷、涌泉，强刺激不留针，待患者清醒、抽搐停止，再以细火针烧至针身通红，速刺百会1~2毫米，太冲2~3毫米，以干棉球按压针孔，无出血后再次消毒针孔。

（2）间歇期治疗：以中细火针，酒精灯上烧针至针身通红，速点刺大椎、鸠尾、百会、神庭、筋缩1毫米，丰隆3~5毫米。每周2~3次，10次为1个疗程。针灸治疗癫痫可以改善临床症状，控制发作次数，减少发作频率。针灸治疗同时应积极治疗原发病，定期检测脑电图，做好病人的日常监护。

［释义］水沟、百会、大椎、筋缩均为督脉穴位，督脉为阳经之海，入络脑，针刺之，可以醒脑开窍。鸠尾为任脉络穴，为治痫效穴，可调和阴阳，平抑风阳，和中降逆，清心化痰。太冲平肝息风，丰隆化痰通络。涌泉为肾经井穴，针之可治疗癫、狂、痫等急性神志病发作。四神聪与腰奇穴为经外奇穴，是治痫经验用穴。

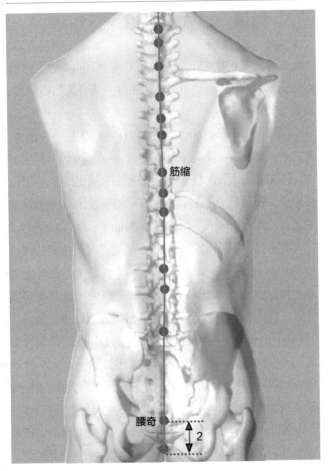

筋缩

腰奇

2

附录　古代医家论火针集萃

张仲景《伤寒论》中有"烧针令其汗""火逆下之，因烧针烦躁者""表里俱虚，阴阳气并竭，无阳则阴独，复加烧针……"

《素问·调经论篇》记载："病在筋调之筋。病在骨，调之骨。燔针劫刺，其下及与急者；病在骨，焠针药熨。"

《伤寒论》记载："伤寒脉浮，医者以火迫劫之，亡阳，必惊狂。卧起不安者，桂枝去芍药加蜀漆牡蛎龙骨救逆汤主之。""烧针令其汗，针处被寒，核起而赤者，必发奔豚。"

唐·孙思邈《备急千金要方》记载："侠人中穴：火针，治马黄疸疫通身并黄，语音已不转者。"《备急千金要方·风眩》卷十四记载："夫风眩之病……困急时但度灸穴，便火针针之，无不瘥者，初得针竟便灸，最良。"《备急千金要方·用针略例》卷二十九记载："以油火烧之，务在猛热，不热，则与人有损也。"

《本草纲目》记载："其法用平头针如黍大小，烧赤，轻轻当瘤中烙之，烙后瘤破，即用除瘤药敷点。"

吴谦："火针者，即古之燔针也。凡周身淫邪，或风或水，溢于机体，留而不能过关节，壅滞为病者以此刺之。"